經實證有效的

能量水晶
療癒寶典

體驗人體水晶陣的驚人效果，
釋放負能量、重新校正脈輪，恢復身心健康

烏瑪 · 希爾比 UMA SILBEY——著

黃春華——譯

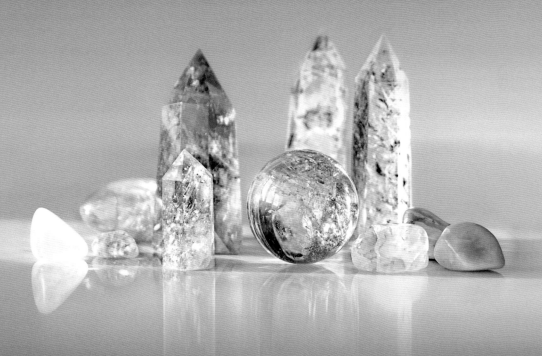

THE POWER OF
CRYSTAL HEALING

作者簡介

烏瑪‧希爾比 Uma Silbey

　　諮詢心理學碩士，以四十年水晶療癒實務經驗，為世人展示經過實證最有效的水晶療癒技術。她在七、八十年代末將水晶引進美國，擁有美國第一家水晶首飾製造公司，也是引領美國水晶書風潮的當代巨頭之一。最新著作《能量水晶療癒寶典》榮獲 2022 年鸚鵡螺圖書獎（Nautilus Book Award）GIFT & SPECIALTY 類的金獎。她共出版了四本書，包含暢銷書 The Ultimate Guide to Crystals & Stones。在 80 年代初被美國《人物》雜誌譽為「美國文藝復興時期的女性之一」。

　　本書透過循序漸進的指引，告訴讀者如何運用水晶和礦石來療癒各種身體常見病症，例如流感和一般傷風感冒、癌症、神經與血管疾病、偏頭痛、疲勞和壓力；以及處理常見的情緒問題，例如憤怒和憂鬱、羞恥和內疚、失落、心碎；以及找到愛情。無論是新手初學、或是進階老手，完全適用。雖然直接使用水晶確實能帶來覺知力的擴大，但是具備「感覺」或感知能力，有辦法感應一切有形萬物的能量振動場，則有助於開發強大的直覺力和心靈感應力，對本我有更深刻的認識。本書具體詳列各種方法技術，皆能有效幫助我們提升這些能力。

譯者簡介

黃春華

　　台灣台南人，東海大學社會工作系畢業，曾任出版社編輯。近期譯作：《靈氣與七大脈輪》、《愛希斯埃及女神卡》、《觀音神諭卡》、《動物塔羅牌》、《愛的旅程占卜卡》、《水晶天使 444》、《光行者神諭卡》、《塔羅終極指南》、《生活中的瑜伽智慧》、《塔羅自學指南》、《脈輪療癒指南》、《手印全書》、《塔羅宮廷牌》、《正念練習》、《解夢辭典》、《禪宗一年》、《佛陀不廢話：極簡佛法入門問答》、《許願水晶連結指南》等。

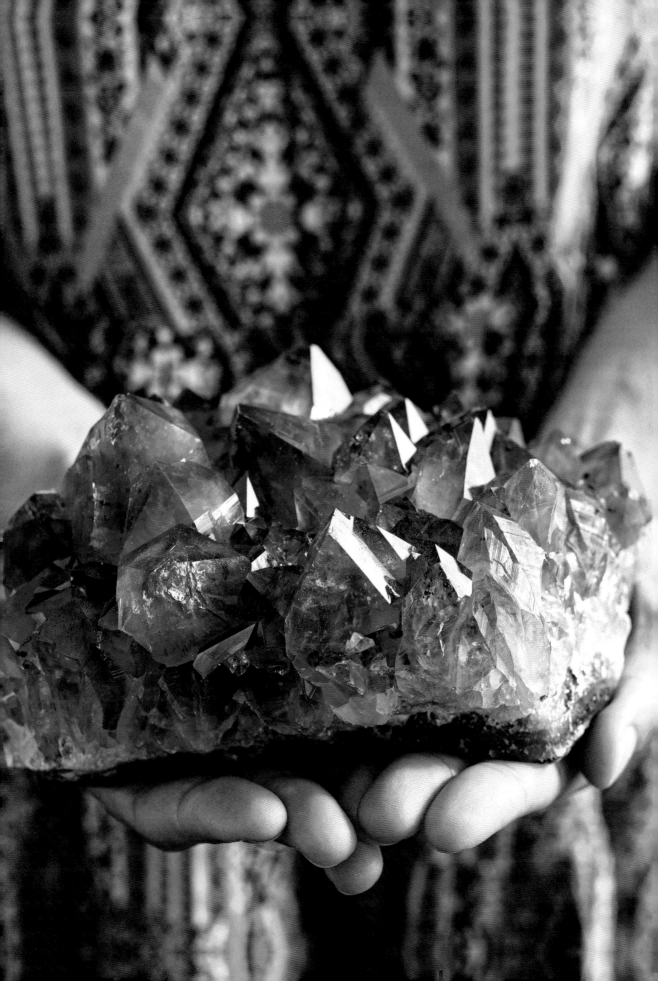

推薦序

礦石是我魔法啟蒙的第一位老師。

若你曾經手握水晶並仔細凝視，你很有可能已經感受到它們所欲傳達的訊息，那是一種無垠無限，具有生命力，創造力，從萬物創始時就存在的一股能量。

若你曾經感受過那股神祕力量的召喚，你就會懂得我們面對這些美麗、多彩、古老礦石時，心中產生的那種無法控制的悸動。

從有歷史記載以來，人們就被那些在地底深處所發現的各種水晶、礦石所吸引著，古文明的人們將水晶與礦石使用於護身符跟珠寶中，也將之用於宗教藝術和治療過程中。尤其是最近的幾十年中，水晶與礦石在治療和巫術中的使用更是明顯復甦。

然而初學者往往在面對眾多種類的礦石與水晶時感到困惑，要如何挑選「適合」的礦石，可是一門深奧的學問，就讓水晶療癒大師烏瑪.希爾比帶領你、引導你運用來自於大地的古老魔法，讓身心靈重新找回平衡吧。

若你以為這只是一本介紹水晶與其屬性的書籍的話，那你就錯了。

這本書的深度可遠遠深於此。如果你願意敞開你的心房，細細品嘗，這一本書能夠改變你的人生。

珍珠法寶 主理人｜珍珠

這幾年在台灣的年輕人之間興起了一波晶礦熱潮，興許與大疫時代的來臨有關，讓人們終於有機會審視自己的內在。從採買晶礦開始，身心靈成為一個動詞、一個不再神秘而遙遠的專有名詞。而我們曾接觸的客人，也從剛開始戰戰兢兢仿若請了一尊神像回家供奉，到現在甚至許多人比我們更對產地瞭若指掌，充分感受到其盛行的程度。

但美麗的礦石太多，而細微的能量則太難敘說。正想著市面上深入水晶礦石能量的書太少或已絕版，就適逢《能量水晶療癒寶典》中文版的出現！若你對晶礦想要有更進一步的瞭解，本書從如何感受開始，到精實的人體水晶排列技巧，一步步引導讀者進入更遼闊的療癒世界，相信能成為有心學習者最有力的後盾。

作者擷取自本身經驗與晶礦珍貴的互動體會，不但提供她自己常使用的晶礦身心療效、陣法排列，更同時提醒大家「搜集自己資料庫」的重要性。無論哪個大師寫了哪顆礦石作用，若要成為專業的水晶療癒師，必定有朝一日也能夠透過晶礦的教導，擁有獨特的體驗與見解，進而發展出自己專屬的療癒模式。

本書著實讓我感受到，一個身懷絕技的大師透過現代媒體的傳播，將這門水晶療癒的技術傳承給那眾多未曾蒙面的徒弟們。讓我們一起體驗與感謝宇宙萬物的頻率震動，除了療癒自己也將這份愛的品質由內而外，傳送給更多需要的人。

諮商心理師、左西人文空間創辦人｜陳盈君

你也像我一樣很喜歡水晶，但總覺得自己是個水晶麻瓜嗎？有些人可以跟水晶對話、直接收到水晶要給予的資訊或畫面。而我，透過自己直接的方式與水晶連結，也相信水晶能進行療癒，因為水晶本身充滿了一種大自然的奧祕與魔力，能帶給人獨特的認同感。

一直以來，水晶是我們在地球上的好夥伴、盟友，與我們一起共同合作，帶給我們療癒的力量，給我們美麗的生命體驗，甚至給我們指引。

相信許多人收集水晶，是無法找到一模一樣的，就像我們個體，都是宇宙中獨一無二的存有。

信任就是連結宇宙最根本的動力。當我們相信時，水晶與礦石都能夠在冥冥中帶來力量。

翻開這本書的目錄，我便好奇第四章的內容，裡面談到：得到允許、營造安全空間、定根接地、防禦與淨化、充電與編碼，這些預備工作。

開始收集水晶時，總單純因為其美麗、晶瑩而被吸引，進而開始欣賞紋路、切面。但真正要與水晶一起工作時，如何編碼？這便是一門更深入的工作。

本書後半部是最菁華精采的地方，經由前半部的基礎鋪陳，到達最後的運用，針對身體病痛、心靈創傷，做出相對應的處理方法。

水晶學浩瀚且深層，能夠有一本好的工具書，尤其是經驗老道的工作者，是使用者的福音。

學問總是學會做、做中學，從實踐執行的動作累積更深的理解。如果你是從收藏想要進入療癒的領域，這是一本專業級領路指引，幫你打開水晶身心靈療癒領域的大門。

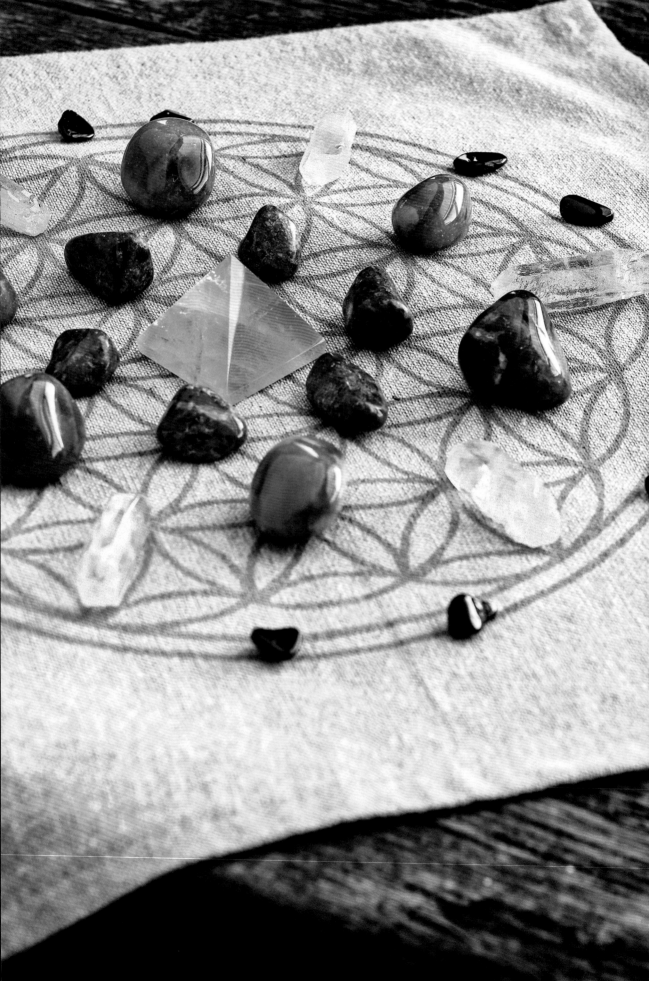

獻給所有教導過我的人，
以及不斷與我分享祂們音聲話語的
諸位水晶與礦石之神。

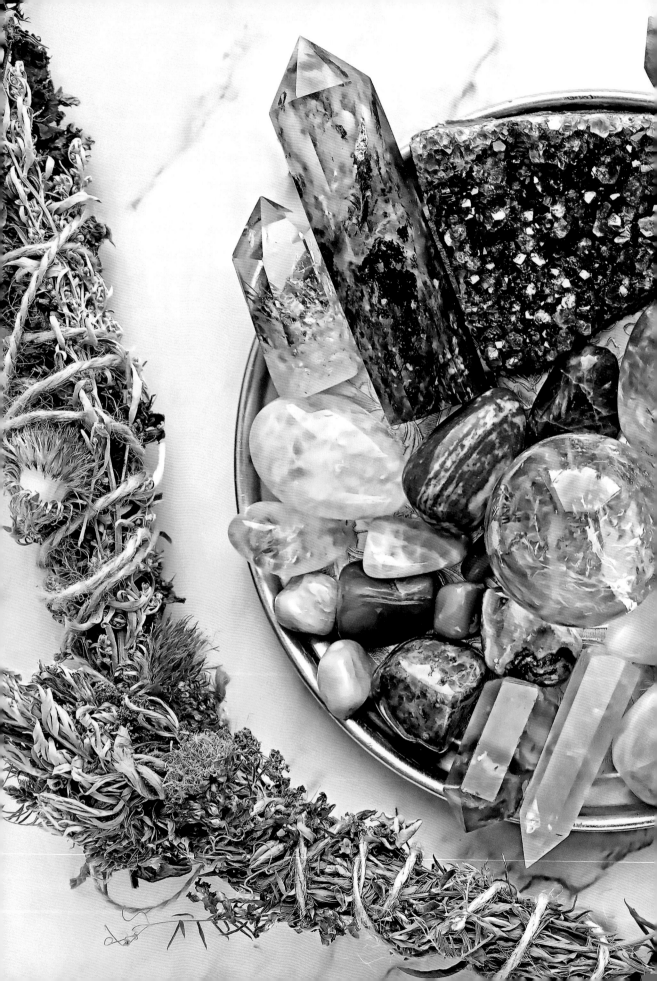

Contents

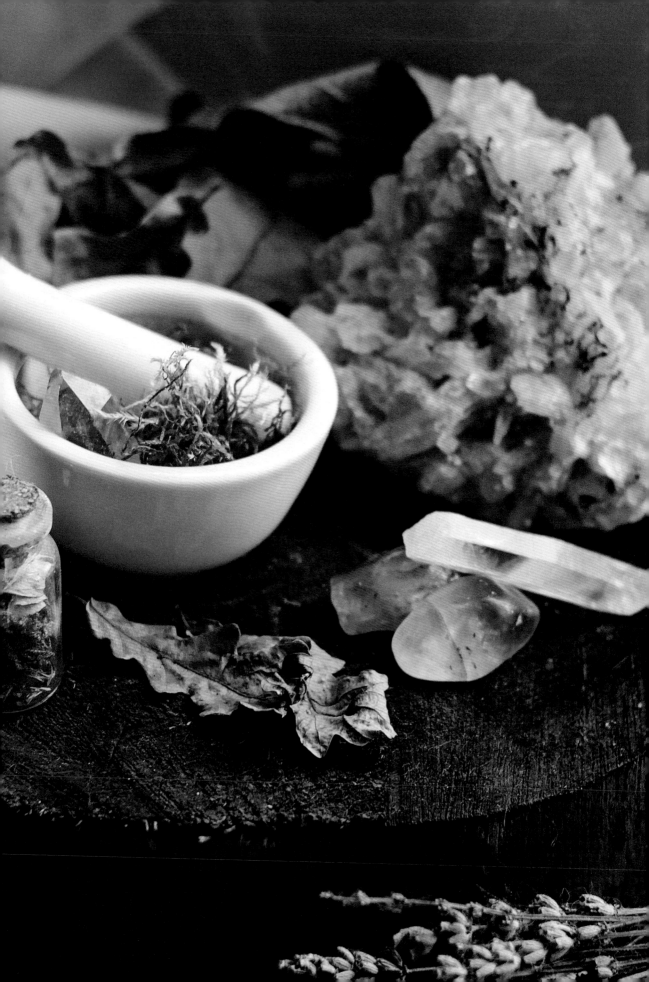

引言

作者的話

成年後，我的人生大部分時間都跟石頭和岩石在一起；從我擁有第一顆白水晶算起，至今，我在水晶療癒工作領域已經持續了四十多年。當時，我已修練瑜伽和靜坐冥想非常多年，在一處修行會所過著不受干擾的靜修生活，每天花很多時間打坐冥想（大約十五到二十個小時），所以晚上只需要一、兩小時的睡眠。

當我找到我的第一顆水晶（或者應該說，是它找到我），那時我對更高層次意識已經有很強的感受力，因此我一接觸它，就清楚感覺到它的振動。我也完全知道如何使用它，這是一種從內在深處自然湧現的知識，我感覺它陪在我身邊很久了。儘管如此，我還是渴望了解更多，因此我開始學習有關水晶和石頭療癒的知識，以及各種療癒技術，花了好幾年時間跟隨薩滿和原住民巫醫學習。從不同的老師那裡，我學到兩項最強大的功課，那就是：信賴並聽從自己的內在聲音，以及遵循石頭和水晶的指引——現在，我要將這些功課傳遞給你。

當我發現水晶療癒可以幫助人們活得更快樂、更有慈愛之心，也更有力量去面對自己的人生時，我決定將我的知識分享給每一個人，不再獨占。1970 年代後期，我開始將這個古老智慧傳授給任何一位願意接受的人，並提供人們石頭和水晶寶石飾品，作為自我啟發、提升自我力量和療癒的工具。1980 年，我意識到，光提供石頭和水晶是不夠的：我還需要給他們一些相關資訊，告訴人們如何使用水晶和石頭。於是，我開始著手撰寫我的第一本書，同時還錄製了引導式視覺冥想和靜心音樂，幫助人們培養集中心念和覺察的能力，讓人們對於石頭的振動特性有更高的感應力和感受力。我巡迴世界各地舉辦工作坊，並透過媒體節目教人們如何使用石頭。隨後，我又出版了好幾本書，製作了很多錄音，增加人們對水晶的認識。

直到今天，我依然持續這份教學工作。我擁有的第一顆水晶，那顆最早對我「開口說話」的水晶，仍然陪在我身邊。我也仍在為每一位有需要的人進行水晶和石頭療癒，這一切都只是帶著平常心在做。

我很有自信地說，只要你願意擴大你的覺知力，從基礎知識開始學習，聆聽水晶和石頭說話，沒有什麼是無法療癒的；但是，療癒可能不會以你原本設想的那種方式發生。它會以最適合每一位當事人，或在最適當的情況下發生，那是宇

宙大靈或更高智慧意圖讓它發生的。從過去經驗我學習到最有效的療癒，是發生於你做好本分工作，把環境條件設定好之後，就完成了（get out of the way）。你愈想要強迫療癒發生，或是對它下命令要它用什麼樣的方式發生，你就愈會對療癒造成妨礙。這是我可以傳授給你關於水晶療癒的最重要功課之一。

在我使用水晶和石頭為人進行療癒工作時，我親身經驗到人們在肉體、心理、情緒、以及靈魂各個層面的驚人療癒效果。我親眼看到，長期的身體障礙消失了：我看到彎曲的脊椎變直了，偏頭痛解除了，消化系統和胃部毛病不見了，僵硬的關節恢復靈活彈性。有心理／情緒問題的人似乎也受到吸引，前來和我一起工作。由於我具備傳統心理諮商技巧（我受過正式訓練），有辦法用我的石頭來化解焦慮、消除身體的緊繃壓力、緩和心理和情緒症狀，驅散憤怒情緒，將自殺念頭轉為接納生命，從虛弱無助變成充滿力量，從悲傷中創造出喜樂。我用我的石頭協助人們提升覺知意識，增強他們的直覺力。只要依循這本書的指引，你也能幫助人們在他們的生命中實現這些改變。最後你會發現，唯一會讓你的水晶療癒成效受限的，只有你自己腦中對於可能發生之事的自我設限。

雖然我在談及自己作為一名療癒師時使用了「我」這個字，但我很清楚，並不是我的「有限小我」（limited self）在執行這項療癒工作。唯有來自那不受肉身與頭腦局限的「無限之我」，與整體宇宙無分無別的無邊大我，療癒才會發生。我甚至沒有試圖要當一名水晶療癒師。我只是抱持著一種療癒的態度，把自己貢獻出來成為一項工具，帶著平常心來做，療癒機會就自然顯現了。無論在任何時代，各個領域的療癒者，都是帶著這種基本態度在進行療癒工作。我也鼓勵你要帶著這樣的心態，唯有如此，你才能夠成為一名成功的水晶療癒師。

最後，我要鼓勵你，以無所畏懼之心面對你的水晶療癒工作，在實際生活中去檢驗你的成果，然後帶著自信的步伐往前走。我更要鼓勵你，要有足夠勇氣，放下你對現實和可能性的所有成見，放下一切限制性的自我批判，接受原原本本的你自己：你是一個擁有自身獨立主張的美好人類。但願你的水晶療癒工作最終能教明白，原本的你就是完美的，你是一個有價值的人，在最核心深處，你是美麗的靈魂，你的光芒無邊無盡。

我在你的光前鞠躬致意，
禮敬你靈魂中無邊無盡的宇宙之光。
作為光之載體，
願你成為成功的水晶療癒者。
願你喜樂、身心安寧。

送給現代人的古代祕密

　　無論你是因為感受到特殊召喚而從事水晶療癒工作，或只是對這個療癒方法感到好奇，這本書都是為你而寫的。這本書還有一個用意，想要為任何一位渴望體驗物理感官以外世界的人提供指引。凡是想為我們的星球及所有眾生之健康貢獻一己之力的人，這本書都是為你而寫。當你開始進行水晶療癒工作，你會發現自己的生命更加開闊，覺知意識也變得更強大，會感覺到內心深處的平靜如花綻放。你也會獲得一位優秀療癒師所應具備的能力。當你在水晶療癒道路上漸次深入，你會對覺性智慧之光愈加敞開，這份智慧，不只存在你自身之內，也提供了知識指引，支持著一切眾生的生命旅程。

　　很多時候，那些被水晶吸引、或是選擇從事水晶療癒的人，往往都是不由自主被石頭吸引的人。換句話說，水晶會以各種不同方式對他們「說話」。即使只是一小塊水晶吸引了你的目光，這件事本身就是一種說話方式。很可能所有的岩石，從最普通的石塊到精緻寶石，此刻就在對你說話，也可能長久以來一直在跟你說話，不僅從你童年就開始，而且它還持續了生生世世。

　　水晶的使用與水晶療癒是一門古老學問，它的根基來自聖人、先知、智者、以及能量巫醫長久以來所取用的智慧。到今天，一般「尋常百姓」同樣可以平等獲得這份智慧，此意謂著，這個世界、以及這世界上的每一位存有，都可平等得到療癒。

> 物質就是能量，
> 究極而言亦是純粹之存在本身。

　　認知到自己這個不受局限的存在狀態，能為你帶來一種新的認識，你的覺知意識會更加廣大開闊，那是獨立於你的肉體或心智頭腦之外的一種覺知狀態。這個更廣闊的意識，亦獨立於時間之外，不受時間局限，最適切的描述就是：那是一種純粹和當下的存在狀態。作為一位水晶療癒師，當你處在這樣的純淨狀態，宇宙或生命本身，會像一條源源不斷的知識之河，在你內部不停流動、對你說話。這是歷代神祕主義者、通靈者、巫醫、聖人和智者皆熟知的祕密。你愈能集中心神去聆聽在你存在（your being）中的這個「聲音」，你就愈能獲得「聆聽」的能力。依循本書教導的水晶療癒方法，你就能學會如何傾聽；這樣，你就有能力清楚覺知到你內在早已擁有的知識。

　　當你保持在覺知狀態，並專注於當下，你的石頭就自然會指引你如何工作。

你聆聽到愈多訊息，就會愈知道自己該做什麼，而不必參考外部資料（除了是作為最初指引之用）。雖然這本書會提供你大量重要資訊，其中大部分來自古代資料，但最後你是否能成為一位成功的水晶療癒師，仍是取決於你聆聽石頭說話的能力。

在你水晶療癒工作的進程中，你的內在知識之河會以各種不同方式向你顯露。你可能會從你的內在耳朵聽到它、從你的心靈之眼看到它、透過你的身體感覺到它，也或許只是感應到它的存在。無論你是透過什麼管道領會到這個知識，一旦你能夠聆聽石頭或水晶說話，無論在任何時刻、任何情況、面對任何一個人、任何一種環境，你都會知道如何處理它。不管任何時候，正確途徑對你來說始終都是全然明白可見。因為，有能力聆聽石頭的聲音，正是水晶療癒工作最有效的基礎，你愈能集中意念於當下去聆聽，就愈能成為好的療癒師。從本書的內容當中，你將會發現無論是古代或現代的方法技術，都是為了要幫助你定根（stay grounded）於當下。愈常練習這些技巧，你就愈能輕鬆不費力地集中心念於此時此地。

宇宙太空、行星、以及我們的地球，並不是唯一由振動構成的實體：一切存在萬物皆是如此，包括你的想法和感受，一切有形肉體、植物、礦物、聲音、顏色、精微體（subtle bodies）、氣場以及各種物體等。你的每一顆水晶和石頭都以其特定模式在振動著。每一種類型的疾病或疾症，也都各有其特定振動模式。世間萬物，沒有一樣東西的核心本質不是振動。這本書會幫助你學習如何正確去感應或感受這些振動模式，這樣你才能夠用它們來進行療癒工作。

因此，水晶療癒的核心本質，就是能夠透過感官去感知、憑藉直覺去感應、或是以心去感受最核心的振動模式，然後用你的石頭來改變它們，進入能夠帶來療癒的振動狀態。通常，這意謂著你要把自己提供出來，作為一件療癒工具，將你的意圖聚焦，然後運用你的技巧，將不和諧的振動模式帶回到和諧的振動狀態。這個方法所帶來的療癒，對於被療癒的人來說，才是最自然也最有效的。《能量水晶療癒寶典》這本書提供了最簡單的指引、冥想，以及其他技巧，就是為了幫助你成為最終極的療癒工具。

此外，你還會學到該在什麼時候、以什麼方式使用各種不同類型的水晶，來改變特定振動模式。你會學到如何聆聽，以及如何與宇宙更高智能或大靈保持諧頻共振，以便順利執行你的工作。正如古代智者已親身證明，只要具備知識、覺察力、專注、清晰之意圖、謙卑之心、練習以及耐心，水晶療癒絕非困難之事。

心靈的智慧

　　若想了解水晶療癒如何提升你的力量、擴大你的可能性，可以試試以下這個練習：首先，將一塊水晶或任何一顆石頭放在你的掌心，凝神注視它，然後細細思量或「感應」。這塊石頭在世上已經存在了數百萬年，甚至在地球誕生時就隨之生成；花一點時間去感受，這塊石頭或水晶所代表的浩瀚無邊之時間與空間。

　　現在，繼續凝神沉思這塊石頭或水晶，你發現它是某座山脈或岩洞的一部分，是地殼的一部分，也是地球本身的一部分，那是一塊巨大的複層岩。地球和其他行星共同運行著的太空，則是一個由離子和電子組成的巨大電漿體，它進一步分裂成好幾道不受時空局限的磁場與電流。

　　接下來，讓你的意念往內走，進入你的內在深處去旅行，同時這樣沉思：一切有形物質，包括你的身體、石頭或水晶、地球、其他行星，以及太空電漿本身——全都是由更小的粒子（比如原子、質子、中子、電子、膠子和微中子）所組成。就像行星飄浮在看似廣大無垠的太空之中，這些更微小的粒子也被撐持在一個迷你銀河系裡，這個迷你銀河系的主要構成部分就是空間。此外，無論我們是沉思觀想太空中一切有形物質的廣大無窮性，或是物質之中無限微小的分子，很明顯，那裡都存在著比有形物質更廣大的空間。而你自己身體上的細胞和粒子也是如此，石頭和地球的細胞和粒子也都是如此。

　　無論被觀察到的粒子有多小，最終都會失去它的維度和堅實性，變成僅以振動和波動的型態存在。無論是屬於我們身上還是周遭整個世界，最終都沒有任何一樣東西是如我們以為的那般堅固不變；只有不斷變動的存有型態，不斷生滅，從一種形式轉換到另一種形式，是純粹能量的舞蹈，廣大無有邊界，持續無有間歇。每個有形存有型態，無論大小，最終都是一種特定振動模式的表現。這些振動模式我們稱之為能量，水晶療癒師就是藉由感知和操作這些振動模式來促成療癒的發生。

　　水晶療癒師、神祕主義者、通靈者、量子物理學家、形上學家、聖人以及智者，透過直觀了解到，宇宙的振動模式和基本波動即是人類潛在心智、意識或精神靈識的一種機能。廣大無邊且無所不在，這個根本靈識（essential spirit）不僅存在於你物質肉身的核心，也是你自身存在的核心。因為它是無邊無界的，所以，你也是。隨著覺知意識的擴大，你可以讓自己與這個根本靈識或心靈智慧保持諧頻共振，順利完成你的療癒工作。這本書就是要告訴你如何做到這件事。

一切有形存有皆是廣大無邊、無有實體之空無。
此認識乃是關鍵。

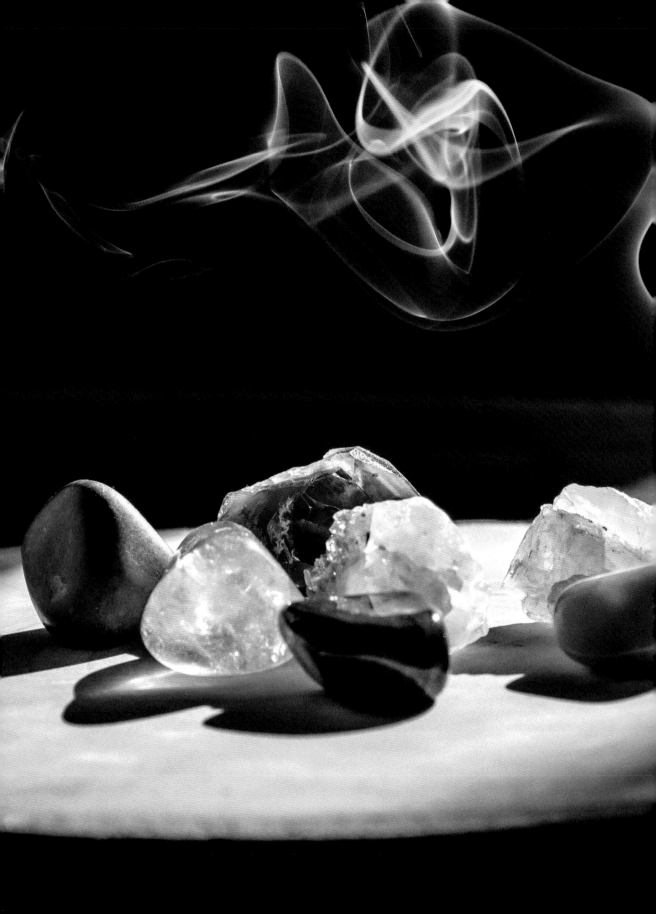

Chapter 1
關於水晶和石頭

雖然岩石（rocks）和石頭（stones）有時也被稱為水晶（crystals），但它們實際上是完全不同的東西。基本上，水晶是礦物（minerals）；岩石和石頭不是。岩石是由礦物或水晶聚集形成的。岩石和水晶不同，岩石沒有統一的內部結構，它只是一種固態的、自然的石塊聚集。此外，雖然所有的水晶都是礦物，但並非所有的礦物都是水晶。例如，原礦玫瑰石英（mineral rose quartz）就很少以晶體結構出現。玉或翡翠也是，以大多數情況來說，這兩種石頭在技術上都屬於礦物，而非水晶。

透過時間、熱度、水分和壓力等這些古老地質力量，水晶會生長成為原子的三維立體網格型態，從最初的「晶種」（seed），依對稱、重複模式螺旋向外盤旋排列。這種生長方式決定了水晶的外形及其物理特性。此外，每一種晶體結構都會因為某些雜質、礦物的含量，以及形成過程中的環境溫度差異，而出現不同變化。這些因素決定了水晶最後會呈現出什麼形狀和顏色，而水晶的形狀和顏色，決定了療癒師要如何來使用這塊水晶的能量。

> 岩石或石頭不是水晶。
> 水晶是礦物，
> 但並非所有礦物都是水晶。

雖然水晶、岩石和礦物都具有能量，而且可用於療癒，但基於各種不同原因，其用途也有所不同。水晶通常比岩石和非晶質礦物更常用在療癒上，也具有更強的療癒力量。這是因為它們的結構和形狀，使它們具備了引導能量的功能。因為水晶的晶格結構（lattice formation）是從最原始晶種往外生長，因此它的能量流動方向也是從內向外擴展。舉例來說，單尖水晶的能量是從底端往尖端方向流動；雙尖水晶的能量則會在兩個尖端之間來回震盪流動。同樣道理，晶簇的能量就是由內向外從中心往每個尖點的方向流動。能量流動的方向很重要，因為當你在進行水晶療癒時，你可以凝聚你的意圖，讓它和水晶本身能量的自然流動方向結合起來，順勢引導療癒能量。

如果一顆水晶或石頭本身就具有天然單尖，水晶療癒師馬上就能確定它的能量流動方向。但是，如果這顆水晶已經被加工製造成圓球體或任何其他形狀，原本天然晶尖所在位置和方向就會被掩蓋起來，雖然也不是完全無法拿來引導能量流動，但困難度會增加。如果你無法確實感應到這顆水晶的能量流向，你可能會費力把能量引導到相反方向去，導致你引導的能量與水晶原本的能量流向發生激烈對抗。雖然還是可以透過一些方法，將加工切割過的水晶跟另一顆天然單尖水晶（通常是白水晶）結合起來，強迫能量往同一個方向流動，但這件事並不容易做到。

經過加工切割成為圓球體、橢圓形、正方形、或其他各種凸面形狀的水晶，也會使水晶原本的精微能量（subtle energy）流動方向遭到掩蓋。同樣的，各式大大小小經過切割的傳統形狀水晶，也因為經過切割雕琢的動作，干擾了水晶的天然能量流動，使水晶的能量變得難以引導或操作。但並非完全無法做到，而是過程中需要更多專注以及更強而有力的意圖。

不過，大多數情況下，其實你並不需要將精微能量引導到某個特定方向才能完成你的療癒工作。這是千真萬確的，比如，你可以利用這顆石頭的顏色特性來影響精微體的反應，就像你平常在人們身體上擺放石頭那樣。你也可以利用那顆水晶被雕鑿出的形狀，來進行某種特別的療癒——例如，用水晶球來做占卜和凝視。由於球體本身的圓弧度很容易就能將你的能量聚集到球體中央，讓你進行水晶凝視。各種不同的水晶造型，可以幫你營造出某種心靈狀態，或為你帶來不同的力量。例如，十字架形狀的水晶可以用來創造基督意識；雕刻成動物形狀的水晶或石頭，可以為你帶來那種動物所擁有的力量；金字塔形水晶可用來傳送訊息；心形水晶可以為你帶來愛、慈悲和同理心的感受，而鑽石形狀的水晶可以幫你帶來好運等。

雖然這本書主要是把重點放在運用水晶來進行療癒，但岩石也有它們的用途。例如：花崗岩可以帶給你力量；黑曜石可以幫助你落地扎根、擁有力量；白色大理石則具有舒緩效果。有些岩石實際上並不是岩石，仍然可以用於療癒，通常是藉助它們的顏色特性或它們的產地屬性。例如：珊瑚原本是一種海洋生物，你可以運用它將海洋的特性帶到你的療癒工作中，而藉助它的紅色、橙色、粉紅色或白色來輔助療癒效果。琥珀是一種樹脂化石，你可以藉用它的自然屬性、以及具撫慰又充滿活力的顏色特性，來幫你的療癒工作做加持。

在你的水晶療癒工作中，最重要的一種石頭就是白水晶。在所有水晶當中，白水晶算是用途最廣泛的一種。事實上，你可以用其他顏色水晶或有色石頭做到的事情，沒有一項是這種簡單、透明的白水晶做不到的。白水晶是所有水晶當中

能量最強大的，因此它可以用來放大其他任何一種水晶的能量或力量。你可以用它來擴大其他顏色水晶或有色寶石的轉化力量。你可以用它來擴大思想意念、感覺或視覺化觀想的力量。你可以用它來增強意圖和單點聚焦。你可以用它來擴大或提高能量，幫助緩解疲勞或增強個人力量。你可以用它來傳送、接收、提升、降低、阻斷或清除精微能量，讓它往你想要的方向去。你可以用它來傳送訊息進行遠端療癒。你可以對它進行晶格編程，將它當做其他任何一種顏色或有色石頭一樣來使用，而毋需為不同的療癒情境準備各種不同的有色石頭。它還可以用來打開、關閉或平衡任何一個脈輪或能量中心。唯一會讓白水晶之用途受到限制的，就是你的意圖強度、你的專注能力以及你的想像力。

白水晶有四類：

第一類是天然白水晶原礦，這是當它第一次從大地被開採出來時，最原本的模樣。它包含了從它在地球誕生以來的所有訊息和力量。由於我們的地球是一顆在太空中運轉的行星，因此你可以藉由它來取得行星間的訊息。

第二類是經過切割和拋光的天然白水晶。雕鑿和拋光會干擾原本嵌在晶體中的原始地球能量；但另一方面，拋光也可以將晶體表面晦暗無光的部分去除，讓內層的晶亮清澈顯露出來。此外，若能保留住精微能量的流動方向，白水晶甚至可以被切割出超過原本的六個切面，讓它本具的力量得到增強。

第三類是在實驗室中生長的白水晶，有時也稱為「實驗室白水晶」。雖然這類水晶缺乏在地球生長數千年所獲得的能量和訊息，但它依然持有，而且能夠回應天然水晶的壓電能量（piezoelectric energy，這是天然水晶經過億萬年的壓力和熱力，才將資訊包覆在晶體裡面所形成的能量）。即便如此，實驗室白水晶還是不如天然白水晶來得強大有力，因為它是新生成的水晶。

第四類是外觀非常漂亮的玻璃，即使不是完全沒有療癒效果，但它明顯缺乏天然白水晶甚至實驗室水晶所擁有的力量。如果把它跟天然白水晶或實驗室生長的晶體放在一起比較，這種玻璃水晶其實看起來暗淡無光且毫無生命力。這類玻璃水晶在廉價珠寶中經常看到，可能是因為它還有一點安慰劑的效果吧！

水晶的尺寸大小並不如透亮度來得重要。一般來說，晶體愈清澈透亮無瑕，力量也愈強。赫基蒙鑽（Herkimer Diamond）之所以力量如此強大，主要原因就在這裡。這是一種僅在美國紐約州赫基蒙地區發現的石英晶體，堪稱是所有水晶當中透亮度最高、力量最強大的一種。一顆水晶除了尺寸大小和清晰透亮度外，晶尖是否完好無損也很重要。晶尖如果有裂痕，它引導能量的效果就無法像晶尖完整的水晶那麼好。

當你在進行水晶療癒時，你可能會發現，一些關於水晶的基本資訊（原本就

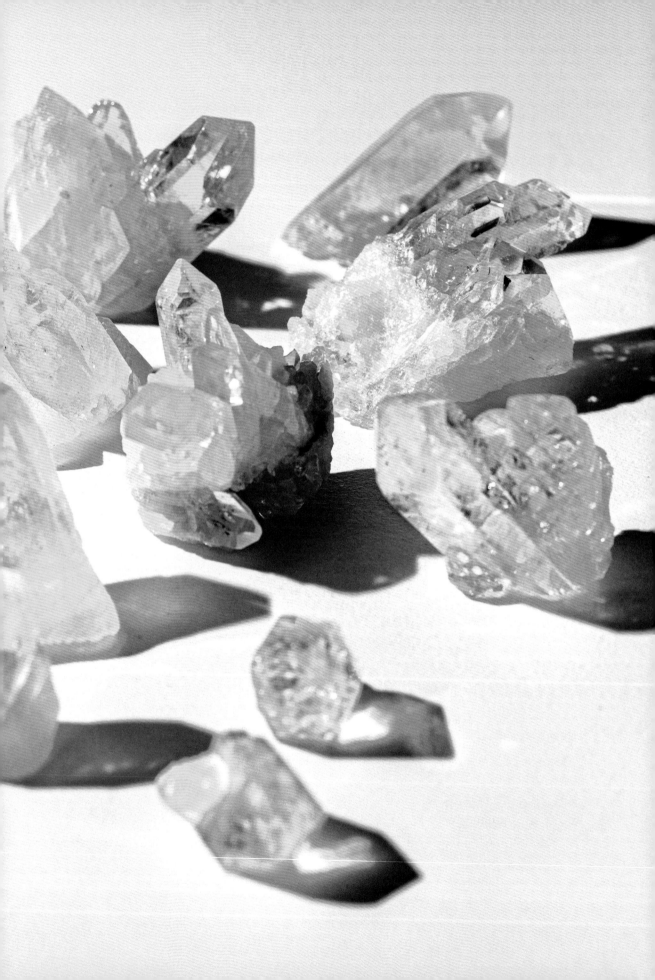

沒什麼效用的玻璃水晶除外）並不是所有情況都為真。確實是這樣沒錯，規則並不是非黑即白、非對即錯，只能說，在大多數情況下，那些指引準則是可行的、可用的。舉個例子，我曾經有超過十二年的時間跟著一位美洲原住民薩滿一起工作，他是一位力量非常強大又醫術高明的巫醫。他的療法其中之一項就是使用白水晶。

當他第一次把他的白水晶秀給我看，我發現那顆水晶非常小顆，也不怎麼透明，晶尖還有破損。如果依照傳統水晶教科書的標準，這顆水晶根本完全不適合拿來做療癒。但是，結合了其他療法，他用這顆水晶完成的治療，是我這輩子親眼見過最有效的，從心臟病到癌症，各種疾病無所不癒。

這裡我們學到的功課是：就算你已經完全學會、也徹底研究過水晶療癒的方法技術，光是把你認為有效的工具拿出來用還是不夠的；你需要去找到真正適合你用的方法。此外，你用某個方法對某個人做療癒、或在某情況下用過一次那個方法，你覺得很有效果，下次就算在相同情況下再做一次，也未必會有一樣的成效。一顆水晶對某一次療癒很有效，也不能保證第二次類似情況同樣有效，這是千真萬確的。因為每一次拿起石頭或水晶來進行療癒工作的你，都是不同的你，石頭或水晶也是不同的，接受你療癒的那個人也不是同一個人，周遭環境也不一樣。因此，要成為一名優秀的水晶療癒師，你需要讓自己全然活在當下，這樣，無論任何時刻，你都能聽到你的石頭在對你說什麼。容我再說一次，聆聽你的石頭說話，而且要願意讓自己保持在一種自發性的本能狀態。相信你自己，相信你內在的指引，你就可以每次都做得很好。

就算是同一顆水晶，
你每次使用它時也不會是相同的。
它不會每次都做一樣的事情。
一位優秀的水晶療癒師
隨時隨地都會保持在自發的本能狀態。

一心專注與定根接地

為了能夠感應、感覺或聆聽你的水晶，你需要保持一心專注（centered）和定根接地（grounded），至少在你進行水晶療癒時必須如此。定根接地的意思是，將你的能量穩穩定錨、扎根在地球上。定根接地的能力愈強，愈能落地扎

根，你就擁有愈多能量，可以將你的覺知擴展到更高意識層次，這樣你才有辦法運用水晶的精微能量，跟你眼前這位尋求療癒的人的能量一起工作。

需要接地扎根還有另一個原因，為了強化你的精微體和肉體的神經系統。在你練習水晶療癒時，你必須從你的乙太體（etheric）和肉體的神經系統，汲取大量的精微能量，然後在你的肉體和精微體之間來回傳輸。如果你從你的神經系統汲取出過多能量，超過它所能負荷，它就會變得枯竭無力，你整個人會感覺很疲憊、沒有力氣。這時，你可能會變得脾氣暴躁、身體感覺疲累、情緒過度焦慮、注意力無法集中，你的頭腦會被陰暗思想籠罩。你可能會頭痛、頸部僵硬、控制不住一直顫抖、牙齒和下顎關節都咬得很緊；你的內在洞察力和覺知意識會減弱，甚至可能完全消失。

如果你發現自己出現以上這些或其他症狀，請務必停下手上的工作，重新確認你是否有確實定根接地。如果你的肉體、心智體、情緒體或精微體都沒有力氣讓你繼續進行水晶療癒，那麼請務必先停止工作。不要害怕說不。如果你在能量不夠飽滿時去療癒別人，你反而很可能會吸收到自己在療癒過程中釋放出來的負面能量，導致療癒本身可能會很淺層，而且（或是）完全沒有效果。

如果你足夠穩固接地，就更容易把注意力集中到你的內在。一心專注的意思就是，讓你的覺知意識完全專注於當下。當你活在此時此刻，你的思緒意念就不會散亂遊蕩，你很容易就能處在一心專注的狀態。不具備這種專注的能力，你就不可能有足夠的敏感度來進行水晶療癒，你的療癒只會顯得很空洞。定根接地和強大的神經系統可以幫助你保持一心專注的狀態。

光是具備一心專注和定根接地的能力，你就能提供對方深度的療癒經驗。如果你處理的個案是焦慮、恐懼、創傷後壓力症候群（Post-Traumatic Stress Disorder，PTSD）以及壓力症狀等，有時候，要讓一個療程真正產生功效，最好的方法就是療癒師自己要足夠穩固接地，可以完全放鬆。當頭腦思緒專注於當下，壓力和焦慮感就會大大減輕，因為此時此地，那些讓你緊張焦慮的事情並不存在。

你會在本書後面章節讀到如何定根接地和一心專注的技巧，特別是關於定根接地礦石、單點專注以及強化神經系統的章節，都有更詳細的說明。

你的乙太體深深根植於大地
餵哺你力量
撫慰你的身體、心靈、及感受。

感應水晶的能量

　　要進行水晶療癒，首先你需要知道如何感應、感覺以及聆聽水晶的能量，這樣它們才能夠為你的療癒工作帶路。穩固接地和一心專注，除了能幫你集中注意力，同時也是感受水晶能量的首要步驟。如果你心思散亂，你會發現你根本無法跟石頭的能量做連結。

　　如果你有能力感應和聆聽你的水晶，你不用靠著記誦水晶屬性的資訊，就能把療癒工作做得更好。因為，雖然每一種礦石確實具有特定屬性傾向，但它們很少會兩次完全表現得一模一樣。簡單來說，它們只是具有某種效應傾向。如果你能夠在不同時刻都實際去感覺你的石頭，那會更好，因為，這樣你就有辦法在你使用特定水晶時，清楚知道如何處理它。記憶依靠的是你的頭腦邏輯。而直接聆聽石頭的能力，靠的是來自廣大覺知意識所獲取的更高層次智慧。

　　在你學習如何感應你的水晶能量之前，先了解什麼是能量場（energy fields），非常重要，這樣你才能了解我們所說的「水晶能量」到底是什麼意思。一切萬物，其實都是能量場的物理表現，各自擁有其特定振動模式和質地特性。無論這個物理表現是一件物體、人體、還是一種情緒、或一個思想念頭，皆然。不過，這個振動場並不僅僅存在於具象的物理表現之中，而是以它為起點向外擴展。具體來說，一個物體或人體的能量場，並不會僅到這件物體或這個肉體的有形邊界就停止了。它沒有停止，而是向外延伸，在其周圍形成一個振動氣場。

　　同樣道理，思想念頭和情緒也是一樣，除了是某種特定能量模式的展現，它還會創造出另一些與它相關連的能量模式。而這個新的能量模式，會在最初那個情緒表現或思想念頭的外圍，形成一個振動宇宙，來影響總體模式。一個情緒或念頭愈強烈、愈集中，它就愈能維持其原始形式。換一種說法就是：情緒和念頭往往會創造出跟它相關聯的另一些情緒和念頭，情緒和念頭的力量愈小，創造出來的外圍影響力也愈小。最後，原始模式會變成跟整個振動場融合在一起、無法再區別。

　　同樣道理也適用於石英晶體。一顆水晶的周圍能量場，就是外圍更廣大振動場的一部分，因此，藉由將思想念頭、情緒感受，以及動作的振動與水晶相結合，我們就可以改變那個更廣大的振動場。廣大振動場當中發生的變化，也會反過來導致振動場內的每一個組成部分跟著發生改變，無論這些組成部分是有形物體、是人體、還是其他情緒感受或思想念頭。

　　一顆水晶的能量愈強，它投射出來的能量場範圍就愈廣大。在所有水晶當

中，透明白水晶的能量通常是最強的，不過還是要看這顆白水晶是否具備某些特性而定。一般來說，白水晶的透明度愈高、晶體愈清澈透亮，投射出來的能量也愈強，它周圍的能量場範圍也會愈大。一般人都認為，水晶的體積愈大，能量就愈強，從邏輯上來講似乎合理，但事實未必如此。容我再強調一次，水晶的透明度比體積大小更重要。你的水晶的能量場，也會因為你的心念意圖集中而得到增強。你也可以將兩顆或多顆水晶搭配起來使用，將它們的能量結合，形成一個範圍更大、力量也更強的能量場。同樣道理，你也可以將水晶排列成各種圖案、水晶網格或水晶陣，來改變它們的能量場，使它們在某些療癒中更能發揮效力。為你的水晶淨化和充電，通常也能夠提振它們的能量場。

當你開始學習藉由身體感覺去感應水晶的精微能量，你會發現，你雙手掌心中央的療癒能量會自動打開，你的身體感覺會對所有的精微能量場愈來愈敏銳。這種能力若發展到極致，你就有辦法清楚感受任何一種石頭或水晶、任何一個人、動物、植物，以及任何一件物體的能量場，無論是從遠端或是近距離感應。最後，你對水晶能量場的感應範圍愈廣，你就愈有辦法在特定療癒情境下，準確使用和引導水晶的作用力。當然，你的療癒成果也會非常強大有力。

如何感覺水晶的能量呢？以下就提供一個非常好的方法供你參考。

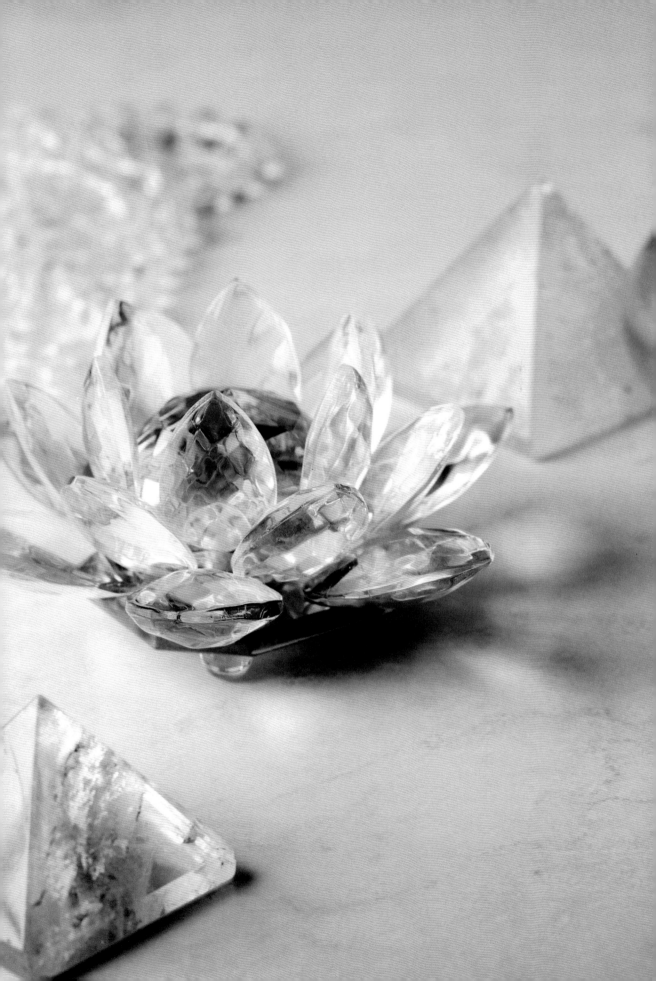

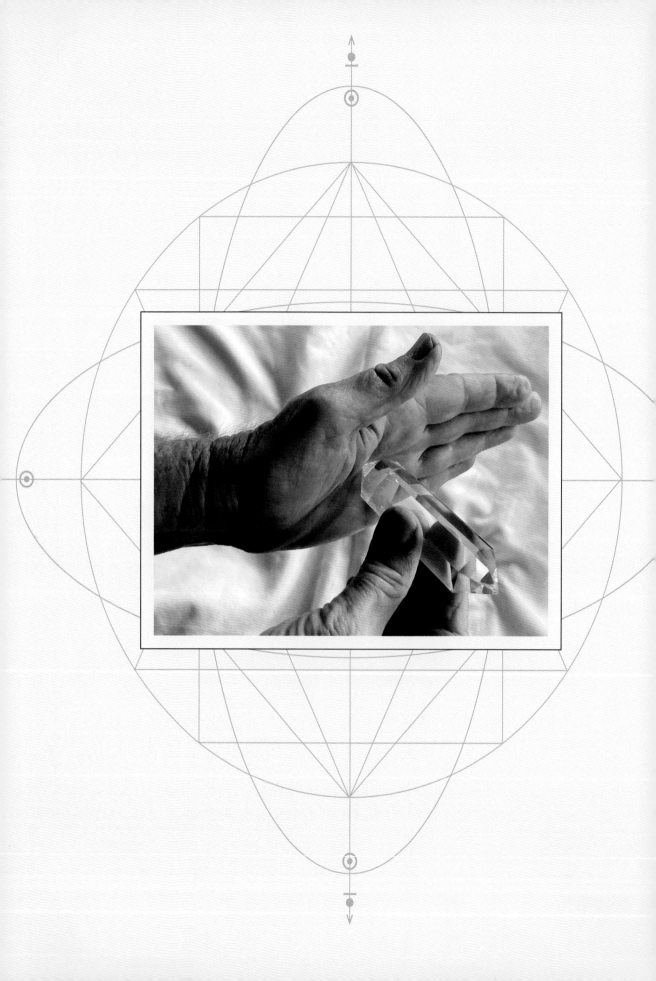

練習感覺水晶的能量

1. 首先，讓自己進入一心專注與定根接地狀態，然後雙手合掌，開始快速相互摩擦。做這個動作時，要把注意力放在雙手之間產生的熱度。如果發現自己心思分散了，只要把注意力重新帶回雙手即可。

2. 當你感覺兩隻手都變熱了，一樣繼續保持專注，同時用你的右手拿起一顆單尖白水晶。左手掌心朝上，用右手這顆水晶的晶尖輕輕碰觸左手掌心。這時，請將注意力放在水晶跟你左手掌心相碰觸的感覺。

3. 現在，一邊將注意力放在水晶觸碰左手掌心的感覺，一邊慢慢將水晶的晶尖往上移，離開左掌約一英吋（2.5 公分）的距離。看你是否依然能感覺到水晶和手掌之間有一種輕微的浮力、麻刺感或微微的風。如果你沒有任何感覺，請把水晶放下來，從頭開始重新做一次。重複以上步驟，直到你能感覺到水晶和手掌之間的連結。

4. 當你感覺到那個麻刺感、微風或浮力，請依然保持專注，同時以左手掌心為中心點，用右手的水晶繞著中心點以螺旋狀畫圓，讓圓圈愈畫愈大。這個動作能幫你打開位於雙掌中央的療癒能量中心。

5. 接下來，練習從遠端感受水晶的能量場。在你能夠感覺到手掌和水晶之間的連結時，將水晶再拿遠一點，大概多一英吋的距離，看你是否仍能感覺到它的存在。只要你還能感覺到這種聯繫，就繼續增加水晶和你手掌的距離。透過練習，你會慢慢有能力讓水晶離開手掌大約一整隻手臂的長度。若再多做一點練習，你甚至有辦法從房間的另一端、甚至更遠的距離，感覺到你的水晶。

　　一旦你能夠以這種方式感覺到水晶的能量，你就可以在接下來的練習中，感覺任何其他物體的振動能量場，包括人的身體，不管距離多遠。

> 有能力感覺精微能量場，
> 是水晶療癒的基本要領。

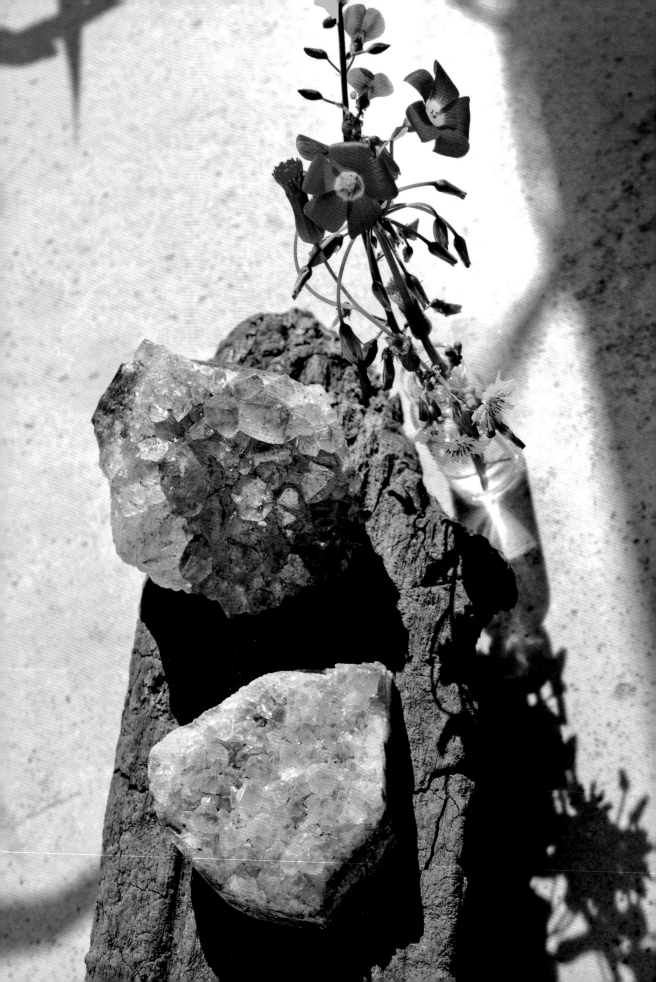

Chapter 2
水晶療癒的運作原理

失衡，是所有疾病的根本原因，無論是肉體上、精神心理上，還是情緒上的失衡。每一種身體的、精神的或情緒的不平衡，都會反映為能量振動的失衡。不僅身體失衡會導致其相應振動的不平衡，能量振動的不平衡，也會反過來改變身體原本的不平衡狀態。此外，這種振動的失衡，也會產生其他補償性的振動不平衡，最後導致能量振動本身長期處於無休止的失衡狀態，以螺旋的方式逐步升級擴大。

由於物質界一切有形之物的本質都是振動，而且所有的振動都密不可分、緊密相連，因此，振動層面的改變也會導致物質層面的改變。身體、心靈、情緒也是如此。就像醫生或心理學家致力在人們的精神面、情緒面或身體層面上重新創造平衡，水晶療癒師的工作則是在更深的振動層次上，致力使被療癒者重新恢復原本的平衡。換句話說，水晶療癒師是越過身體、精神和情緒的外部明顯症狀，直接去感應一個人內在能量振動的不平衡狀態，然後運用他的水晶來創造一個和諧的能量振動狀態。

預期心理和信心所帶來的安慰效應（placebo effect），確實會影響身體的療癒效果，這件事早已獲得證實。換句話說，如果你預期自己可以被治癒，而且相信這件事一定會發生，那麼，你的症狀若不是大幅改善，就是可能完全被治癒，依實際狀況而定。

心靈是強大的療癒師。
你所預期的皆可能發生。

以水晶療癒工作來說，你是使用你的水晶來操作這種安慰效應，在人們的大腦和身體之間建立起更為牢固的連結，鼓勵它們一起協力合作，朝療癒的目標邁進。同時，你也運用你的水晶來改變對方的能量振動場，把原本支持疾患與病症的振動場，轉變為支持療癒的振動場。換句話說，你是去改變一個人的思想意念，同時也改變他的精微能量振動。

有一件事很重要必須了解，在你為其他人的內在振動場創造和諧之前，你必須先為自己創造一個和諧的振動場。如果你本身心思散亂，而且（或是）有很多負面消極的想法和感受，如果你的呼吸很淺或很急促，如果你無法活在當下、心思寧靜，你的振動場就會受到干擾；當你處在這樣一個混亂狀態，根本無法為別人創造和諧。和諧的振動場與不和諧的振動場兩者的區別，就像平靜無波的大海與波濤洶湧的海浪。就像你無法在波濤洶湧的大海中保持穩定航向，當你的心思受到干擾，你也很難讓自己進入水晶療癒所需的專一聚焦狀態。

　　淨化與鎮定你身體、思想和情緒的振動場，是讓你能夠回歸和諧狀態，並確保你有足夠的平衡可以來為他人進行療癒工作的一種方法。如果你在療程開始之前，感覺自己並非處在平衡和諧狀態，那麼請先花一點時間來清理和鎮定你的氣場。因為這件事情至關重要：你的精微能量必須保持在平衡狀態，而且可以順暢無阻在你全身流動，你才有辦法具備有效療癒所需的敏感度。

　　同樣的，在你開始為對方進行療癒工作之前，要先淨化與平衡對方的精微能量場，這件事非常重要。因為療癒能量也必須在被療癒者的精微體當中順暢無阻地流動才行。以實際情況來說，有的時候，要達成療癒，對方需要的就只是淨化清理和鎮定振動場而已。以下這些步驟說明，會告訴你如何做這件事。

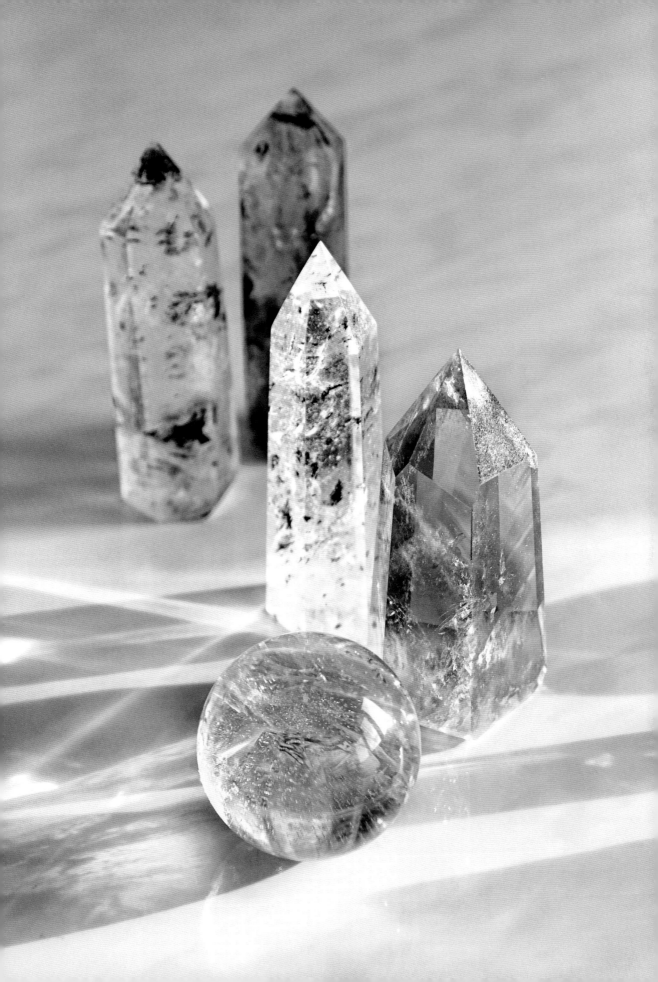

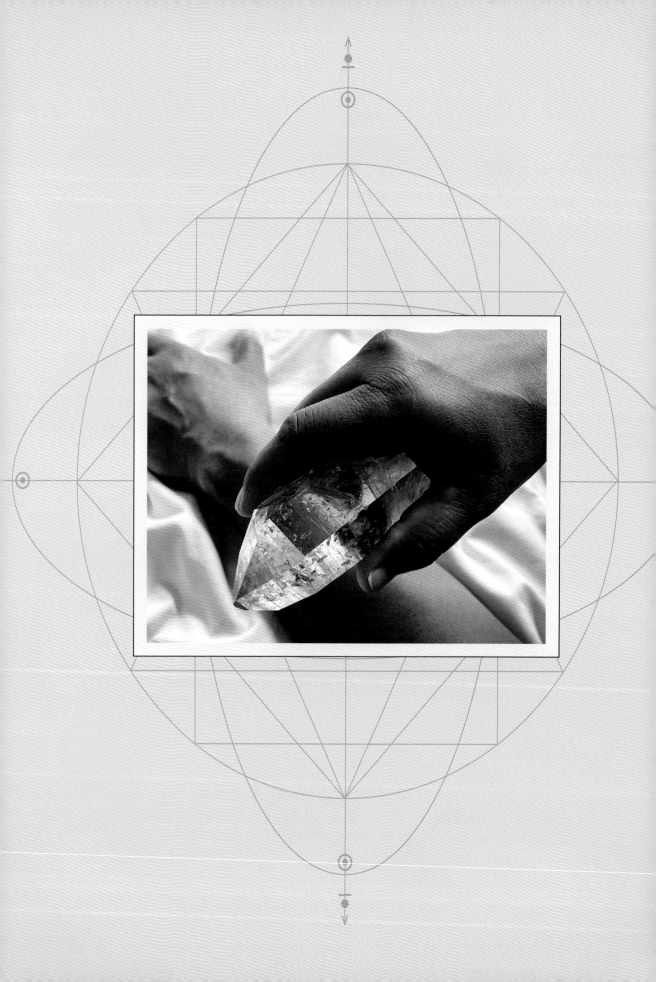

用水晶來鎮定能量振動場

1. 左右兩手各握一顆白水晶，最好是雙尖的（雙尖水晶是指一顆水晶的上下兩端都有晶尖）。兩手置於膝蓋部位，筆直站著或坐在椅子上都可以，閉上眼睛。將注意力帶到你的呼吸上，開始進行深長、輕柔的呼吸。不要過度用力呼吸或喘氣。

2. 現在，觀想你的呼吸在你的胸部中央的心輪部位進出流動。連續做七次緩慢深長的吸氣吐氣。

3. 完成心輪部位的七次吸氣吐氣之後，觀想，每次吸氣都把氣吸到你的心臟，每次吐氣時把氣從心臟中心點吐出，往下穿過你的腳底，進入地底下，讓你深深扎根在大地上。重複這樣深長的吸氣吐氣至少七次。

4. 現在，恢復正常呼吸，然後開始用之前教過的摩擦法來啟動你的雙掌和水晶的能量（幾次練習後，你就有辦法在每次拿起水晶時立即感受到它們的能量，而不需要再重複做這個摩擦啟動的步驟）。

5. 現在，注意力依然聚焦在石頭上，然後把一顆雙尖白水晶握在你的左手，來增強你的專注度和敏銳度。接著，把另一顆雙尖水晶握在你已經完成能量啟動的右手，這樣你就可以敏銳感受到身體的精微振動以及身體四周的振動場。

6. 接下來，做幾次輕緩深長的呼吸，一邊呼吸，一邊用右手握著水晶，沿著身體表面慢慢往下掃（大約距離身體表面 15 公分），就像在撫摸你的振動場或氣場，讓它變得平順一樣。從頭頂開始，慢慢向下移動到胸部。然後很輕、很仔細地將兩隻手臂都掃過一次，從肩膀掃到指尖。然後，繼續從軀幹部位往下掃到腳趾尖。如果可以的話，將身體正面和背面都掃過一次。

7. 掃描時，如果發現哪個部位出現躁動或不安的情形，就針對那個部位重複多掃幾次，直到它鎮定下來。

8. 全部完成後，將兩隻手臂垂放於身體兩側，掌心朝前，以接納的姿勢握住兩顆水晶。仔細聆聽你內在發出的指引訊息。維持這個平靜和諧與接納的姿勢，直到你感覺所有動作都圓滿完成。

9. 現在，慢慢睜開眼睛，把水晶放下來。依然保持這種和諧、平靜、清晰和專注的狀態。要記得淨化你的水晶，把剛剛在掃描過程中可能吸到的負面能量清理乾淨。

如果你要用你的水晶來對其他人做療癒，那麼，在療程開始之前，一定要先做一次這個全身掃描，這件事非常重要。

> 用你的石頭創造均衡和諧
> 療癒自然隨之而來。

透明水晶與有色水晶的效用

在前面章節你已經學到，水晶是藉由在精微能量場中引發變化，來影響有形的物質世界。而白水晶是最能達到此效果的一種水晶。不僅是因為它的能量振動頻率極高而且穩定，也因為它可以透過你的心念意圖來加以精準操作，在任何跟它有接觸的能量場中造成強有力的改變。

由於白水晶本身的高振動頻率，當你使用它時，你自己的身體振動頻率也跟著提高。振動頻率提高，你的身體和心靈能量也會得到提振，你的感覺和思維模式也會因此提升。因為疾病或身心不適都會讓振動頻率降低，因此，使用白水晶來提高振動頻率，這本身就相當具有療癒效果。

白水晶也可藉由其他力量的影響而重新編碼（programmed）。例如，你可以用聲音、思想念力、視覺觀想、香氣、植物和花朵、月亮、太陽、行星、海洋和溪流、顏色以及宇宙中任何有形之物，來為白水晶進行程式編碼。經過編碼之後的白水晶，就會帶有你用來編碼之物的作用力，然後遵照那個指令來對你產生作用。舉例來說，如果你用滿月的平靜、遼闊與女性特質來為一顆白水晶做編碼，之後這顆白水晶就能帶給你這些相同的特質。透過正確的編碼程序，白水晶便可以具備任何有色水晶的療癒能力；簡單來說，你可以單用顏色來為一顆白水晶進行編碼，讓它來執行跟那個顏色特性有關的特定療癒。例如，如果想要幫發燒的身體退燒，你可以將白水晶編碼，讓它變成帶有綠色水晶的降溫效果。這種相應特性的配對和編碼具有無限可能，唯一會限制這種可能性的，是你本身的想像力和專注力。

至於有色水晶或石頭，由於頻率範圍比較有限，它只能依據其原有特性來改

變一件物體的振動頻率。例如，紅色碧玉可以提高第一脈輪的振動頻率，並為身體帶來安全感和力量感。由於缺乏白水晶的多樣變化功能，因此你沒辦法把紅色碧玉拿來編碼，讓它表現另一種顏色水晶的特性。但是，你可以藉由將有色水晶與白水晶搭配結合使用，來增加它的力量。舉例來說，如果你將一顆祖母綠放在心輪上，只要在它四周擺上白水晶，就可以增加它的力量。

只要將白水晶或有色石頭放在身體上、或非常靠近身體，就可以讓這顆石頭產生某種振動作用力。如果你在擺放這顆水晶的同時，藉由你的意志力量將心念集中起來，那麼用這種方式來改變振動頻率，效果是最強大的。你的心念愈集中，產生的振動變化就愈大；你整個人愈專注，就愈能促進石頭和水晶的能量流動。

除了能夠讓更多能量注入到你的身體或心靈之中，集中心念意圖也可以用來將能量引導到特定的目標部位。能量流動的方向愈準確，你的療癒就愈精準。準確的療癒需要準確的對焦，因此，你愈能引導你的心念讓它專一集中，不會散亂搖擺，你的療癒意圖就愈有可能實現。心念專注對水晶療癒工作來說非常重要。

某些水晶確實有助於提升你的專注力。首先，由於專注需要花力氣，在肚臍上方大約 5 公分處放置任何一種黃色系水晶，有助於激發你的精微體或身體的神經系統，提升你的意志力，讓你更加專注。將紅色系和橘色系水晶與黃色系水晶結合使用，則會加強提振精力的效果。

除了需要具備強大的意志力，你還需要保持頭腦心念的穩定，以便在進行水晶療癒工作時，能夠去操作水晶的精微振動。你可以用水晶來訓練你的頭腦心念，讓它從頭到尾都專注於一個點上，藉以培養你執行精準療癒的能力。

為了有效操作你的水晶，讓它產生你想要的能量變化，你還需要具備能夠感應和感受水晶，或是跟它們保持和諧的能力。如果你跟你的水晶能夠保持和諧、一致的頻率，你就會知道它們在「告訴你」去做什麼事，而且你會很容易判斷出你該把它們放在哪個位置，或是你該如何引導它們。如果你無法集中精神能量來工作，但仍試圖去引導能量或操縱你的水晶，你可能無法恰當的使用它們來達到預期的療效。如果是這樣，那你的療癒結果，最好的情況是效果不明，最壞的情況則是根本完全無效。

以下就列出一些水晶的練習和冥想，你可以藉由這些練習來提升你的心念專注力和意志力。當你需要提升精微體和身體的神經強度時，可以試著使用以下的水晶陣。

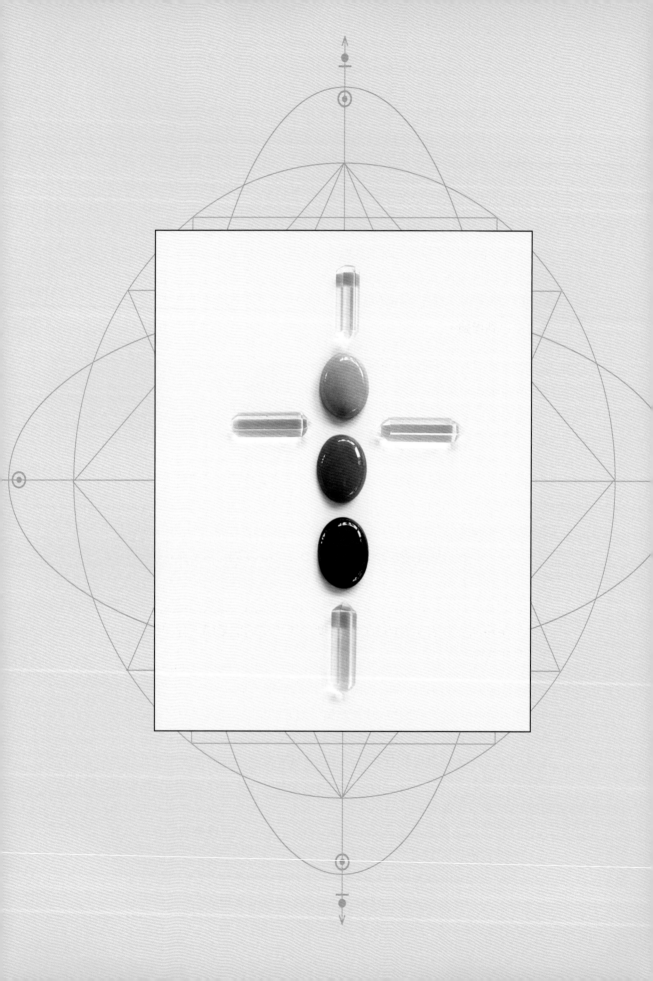

提升神經強度與意志力的水晶陣

1. 找一個你覺得舒服的平坦地面，臉部朝上，仰躺下來。要確定你的脊椎和身體都是伸直的狀態。雙腿和雙腳不可以交叉，要保持平行平放。

2. 在你的身體四周放置四顆或八顆單尖白水晶，晶尖朝向你的身體。其中一顆放在頭頂上方，一顆放在腳底下方，然後身體兩側各放一顆，晶尖彼此相對。這個水晶陣能夠讓你的身體被包在一個充滿能量而且具有保護力的氣場中。此外，如果你在這個水晶陣裡面還用了其他石頭，這些石頭的力量也會得到增強。

3. 將黃晶（黃水晶）或黃玉放在你的腹部約肚臍上方 5 公分處。如果這顆水晶有晶尖，請將晶尖朝向你的腳，讓你有接地扎根的感覺。

4. 接下來，將一顆橘色東陵石或紅玉髓放在肚臍下方約 5 公分處。如果水晶有晶尖，請將晶尖朝向你的腳。

5. 現在，在你的脊椎最末節的下方放一顆紅色石榴石和一顆紅寶石或紅色碧玉。如果水晶有晶尖，請將晶尖朝向腳的方向，不要朝向脊柱末端。

6. 接下來，雙手掌心朝上，持「太陽手印」（Surya Ravi Mudra），將你的無名指跟大拇指指尖相碰觸，其餘手指伸直。這個手印除了可增加此練習的效果，還能提升神經的強度，帶來如同太陽般的生命活力。如果要增加此手印的效益，可以在左右手掌心各放一小顆白水晶。如果你用的是單尖白水晶，請將晶尖朝著手臂的方向，有助於將手印的能量導入你的精微體和有形身體當中。

7. 現在，你已準備就緒，請閉上眼睛。開始做幾次悠長、深沉、輕緩的呼吸，用鼻子吸氣和吐氣，吸氣時將肺部吸滿空氣，吐氣時將肺部的空氣慢慢吐乾淨，不要急急喘氣。反覆這樣做，直到你覺得整個人很平靜、心念很專注，然後將注意力放在你脊椎末端的那顆紅色水晶。觀想你的呼吸在這顆水晶和你的脊椎末端自由進出。觀想，每一次吸氣，這顆紅色水晶就變得更光亮，想像它的能量沿著你的脊椎往上流動，填滿你整個身體。每一次吐氣，你感覺身體上所有的緊張感都跟著吐出的氣釋放掉了。照這樣，至少重複做七次完整的吸吐。

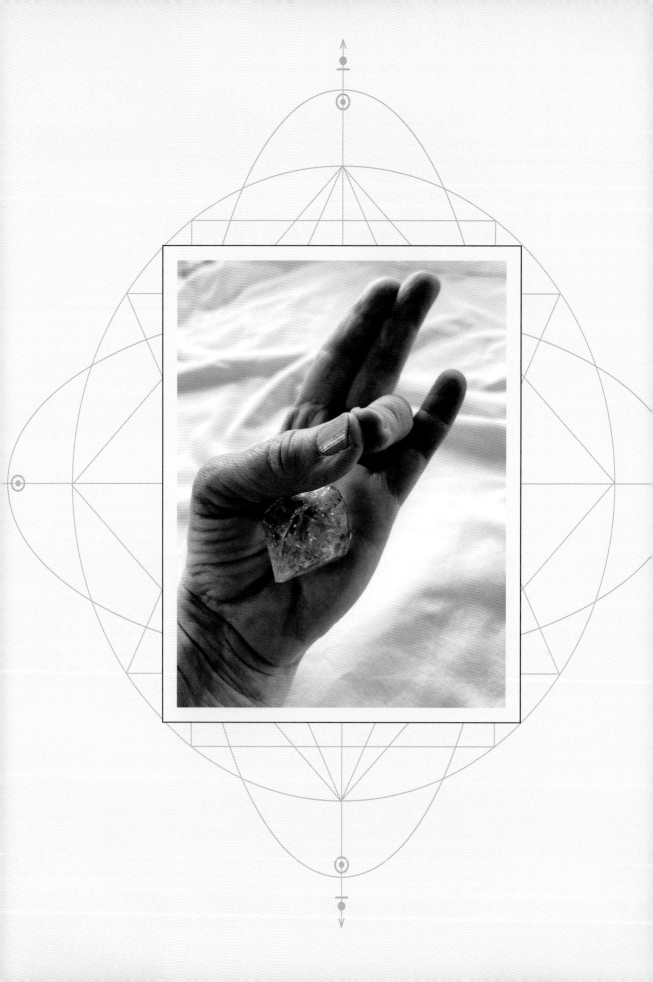

8. 接下來，將注意力轉移到腹部的那顆橘色水晶。觀想，你悠長、深沉的呼吸開始在這顆橘色水晶進出流動，隨著每一次的呼吸，它的顏色就變得更加光亮。想像，那光亮的橘色從這個水晶流出來，進入你的腹部，隨著每一次吸氣，你的身體都被它的能量填滿。每一次吐氣，都讓你的身體完全放鬆下來，尤其是骨盆部位和胃部。照這樣，至少重複做七次完整的深呼吸。

9. 現在，將注意力轉移到肚臍上方的那顆黃色水晶。想像你的呼吸氣息在這顆黃色水晶進出流動，每一次吸氣，都看到它的黃色填滿你的整個肚臍和腹部。每一次吐氣，將你身上所有的緊張感都全部釋放掉，尤其是腹部和背部區域。重複這樣做，至少持續三分鐘。

10. 接下來想像，隨著每一次吸氣和吐氣，你身體裡面滿滿的金光開始往外溢出，在你身體四周形成一道閃亮的光環，光芒往外放射，你幾乎看不到光芒的盡頭。想像你自己就漂浮在這無邊無際的金色光明能量場的正中央。保持這個狀態，至少三分鐘，如果你願意，也可以持續更長時間。然後，觀想這道金光再次被拉回到你身體裡面，進入你的腹部中央。

11. 將注意力轉移到呼吸上，感覺它在你鼻腔進出。感覺你的背部和地面的接觸感。準備好之後，慢慢睜開眼睛。鬆開手印，將你身體兩側的水晶倒轉方向。現在你已經完成全部步驟，試著守住這個練習的能量。

除了可以藉由提升精微體和肉體神經的力量來幫助你集中心念，這個水晶陣和冥想也有助於提振你整個身體的能量層次。它可以幫助你消除憂鬱和疲勞感，讓你整個人感覺更有力量。它也可以讓你更有自我紀律，心力和意志力都會得到提升。

集中心念的水晶冥想練習

　　這個水晶冥想練習能夠幫助你控制心念的方向，免於心思散亂。憑藉強大的專注力，你就能具備水晶療癒工作所要求的——對於精微能量的精準判斷力和操作能力。要讓心念集中，首先你必須讓它有辦法冷靜下來。因為呼吸和思想心念緊密相連，放慢和鎮定你的呼吸，會讓你的頭腦心念也跟著放慢和鎮靜下來。當心念平靜鎮定了，你才有辦法將它們聚焦在一個點上。

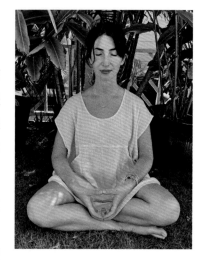

1. 直直坐著，脊椎保持挺直，閉上眼睛。

2. 雙手放在膝蓋上，持「哈基尼手印」（Hasta Hakini Mudra），這是一個可以幫助你提高專注力的手勢。雙手手指微微張開，然後將每一根手指的指尖都與另一隻手的相同手指指尖相碰觸。手指方向略微朝下，兩手掌心之間握一個雙尖白水晶。

3. 開始進行悠長、緩慢、輕柔的呼吸，吸氣時將肺部填滿空氣，吐氣時再將氣排空。觀想，每一次吸氣，你的氣隨之進入位於胸部中央的心輪部位；每一次吐氣，你的氣跟著從脊椎底部流出，然後進入地下。

4. 如果你的注意力被你的身體感官觸覺、思想心念或情緒感受拉走，就將它重新拉回來，回到你的呼吸上。把注意力放在你的呼吸氣息於你心輪的進出。

5. 持續這個練習，至少十分鐘，如果你喜歡，也可以把時間拉長。

　　有辦法將心念集中，使精微體和身體的神經系統變得強健，這種能力不僅對你的水晶療癒工作有幫助，也會為你生活其他層面帶來極大助益。如果你擁有強健的神經系統，它就可以保護你免受焦慮之苦，當你遇到緊急情況時為你帶來力量，不管任何時候都能保持清醒的神智。你的專注力、記憶力、決策能力、心理精神力量、身體力量和能量，都會大大提升。

主要精微能量系統

　　水晶療癒是針對精微能量系統和精微體來工作。雖然你很努力要治癒身體上的某個症狀，但這個症狀的根源，其實是在精微體和精微能量系統。因此，如果你能好好了解這個系統，你就可以在水晶療癒當中直接對它工作。

　　精微能量系統跟我們有形身體的骨骼和神經很像。所有的精微能量訊息都是以所謂的「經脈」（nadis）作為能量管道，來傳導和傳輸精微體的能量振動，就像靜脈和動脈攜帶血液在我們全身上下流動一樣。這個精微能量系統最基本的構成，是一條貫穿我們脊柱中央、上下垂直的精微能量索。這條垂直的精微能量柱，稱為中脈（sushumna），中脈上連結著七個脈輪（或稱精微能量中心），並藉由精微能量的流動來推動這七個脈輪的運轉，精微能量往上走到我們頭頂上方的第七脈輪（頂輪），往下走到尾骨，也就是靠近脊柱底部的第一脈輪。跟著脊柱中央這條能量索向上移動的，是另外兩條交互盤旋的能量索，分別是左脈（ida）和右脈（pingala）。左脈位於中脈左側，負責將女性陰柔的、月亮的、屬陰的精神能量引導到我們的精微體當中，刺激我們大腦的右半部。右脈位於中脈右側，負責傳輸屬於男性陽剛的、太陽的、屬陽的精神能量，刺激我們大腦的左半部，為我們帶來生命元氣。

　　以第一脈輪為起點，這些精微能量流沿著中脈向上移動，同時從左到右交替盤旋。如果這道精微能量可以自由順暢沿著中脈往上流動，毫無阻礙地通過每一個脈輪，最後它就能從頂輪貫穿出去，將我們的意識擴展到更高層次領域。由於每一個脈輪都分別對應到我們身體的各個不同部位，也對應不同的心理和情緒狀態，因此，如果脈輪阻塞，就會對我們的思想意念、情緒以及身體健康產生負面影響。以下為每一個脈輪及其相關特性的簡要介紹。

　　第一脈輪，位於脊柱底端，亦稱為海底輪，對應顏色是紅色系，與我們的基本生存需求相關連。這個脈輪如果阻塞，會引發骨骼、雙腳、雙腿、大腸以及排泄方面的問題，如體重增加、心中充滿恐懼、全身虛弱無力等。

第二脈輪，大約在肚臍下方 7.5 公分處，顏色對應橘色系，與事物顯化及性欲相關連。如果此脈輪阻塞，可能會出現性欲低落或過高、情緒冷漠，以及生殖或泌尿道方面的問題。

第三脈輪，對應黃色系，位於肚臍上方約 5 公分處，與生命力、意志力，以及神經強健度相關連。這個脈輪阻塞，往往會導致身體疲累、消化系統出問題、高血壓、腎上腺機能問題、糖尿病、過敏、缺乏自信，以及出現各種型態的操控行為。

第四脈輪，也稱為心輪，位於胸部中央，與愛、慈悲、同理心相關連。這個脈輪阻塞，會導致心臟或肺部問題、哮喘、呼吸系統疾病，以及一些情緒上的問題，比如感覺孤單、與他人缺乏深層連結等。

第五脈輪，位於喉嚨中央，與溝通及腺體系統相關連。這個脈輪阻塞，會導致頸部和肩部、喉嚨、甲狀腺方面的毛病，也可能會有自我表達和虛偽欺騙的問題。

第六脈輪，也稱第三眼，位於額頭正中央的兩眉之間，與直覺力、通靈能力，以及松果體功能相關連。這個部位阻塞，可能會引發頭痛和偏頭痛、視力問題、耳內疼痛、作惡夢、專注力下降、直覺障礙、妄想，以及有過度講求邏輯的傾向。

第七脈輪，也稱為頂輪，位於頭頂上方，與靈性和更高層次意識狀態相關連。這個部位阻塞，可能會引起大腦方面的問題、心理精神疾病、認知困難、憂鬱、知覺混亂、浮誇，以及「與現實脫節」（spaciness）。第七脈輪阻塞的人，可能會感覺輕飄飄、沒有定根接地感，以及出現精神脫節的情形。

還有另外三個脈輪，位於腳底，讓你與地球核心穩固相連，將地球能量傳送到你體內，並將身體過剩的能量排出。當你需要更加定根接地時，就會用到這幾個脈輪。

在你頭頂上方，還有另外四個超個體脈輪（transpersonal chakras），主掌頂輪之上的靈性覺知意識領域。它連結宇宙太空和星際意識、宇宙能量，以及超物質的心智靈性領域，負責將更高層次的意識傳輸到我們的覺醒意識之中。

除了以上幾個主要脈輪，另外還有幾個跟精微能量索相連結的幾個次級能量中心，從我們的手臂、手掌、手指、腿部、雙腳、腳趾都有，遍布我們全身上下。這些次級能量中心最終都跟位於脊柱中央的能量索緊密相連。我們的掌心就有幾個能量中心，當這些能量中心被打開，你就能感受到精微能量的存在。這在水晶療癒工作上非常重要。

最後，從我們的肉體（physical body）向外延伸，還有好幾層「精微體」

（subtle bodies）。愈往外，振動愈微細精密，每一層精微體都對應了我們這個存在體的不同面向。從肉身體依次向外，第一層叫做乙太體（etheric body），它是一層磁性能量場或稱氣場。乙太體之外的那一層叫做情緒體（emotional body）或星光體（astral body），接著是心智體（mental body）以及因果體（causal body）。每一層精微體都會影響我們的肉體，同時也會反過來被我們肉體影響。情緒體和心智體，兩者都是由我們的感覺和思想意念所形成，也是水晶療癒工作主要影響的兩個精微體。

力量強大的水晶療癒方法，也包括要訓練你自己，能夠用身體去感應或感受這些外部精微體、精微能量系統以及脈輪的振動，藉以判斷出身體哪些部位的能量受到阻塞，或是已經過度受到刺激。一旦你掌握了這項技巧，就可以運用你的水晶，為整個精微能量系統重新建立起最初的平衡，針對需要活化的部分給予刺激，或是降低已經過度受刺激的部分。當你用水晶和集中的心念意圖，使身體重新恢復平衡狀態，那麼跟它相連結的肉體、心智或情緒上的不適或疾病，就得以慢慢清除。除了平衡整個精微能量系統之外，你也可以根據判斷，用你的水晶來對特定部位做更多特殊處理。接下來的幾個章節，就是要告訴你如何做這件事。

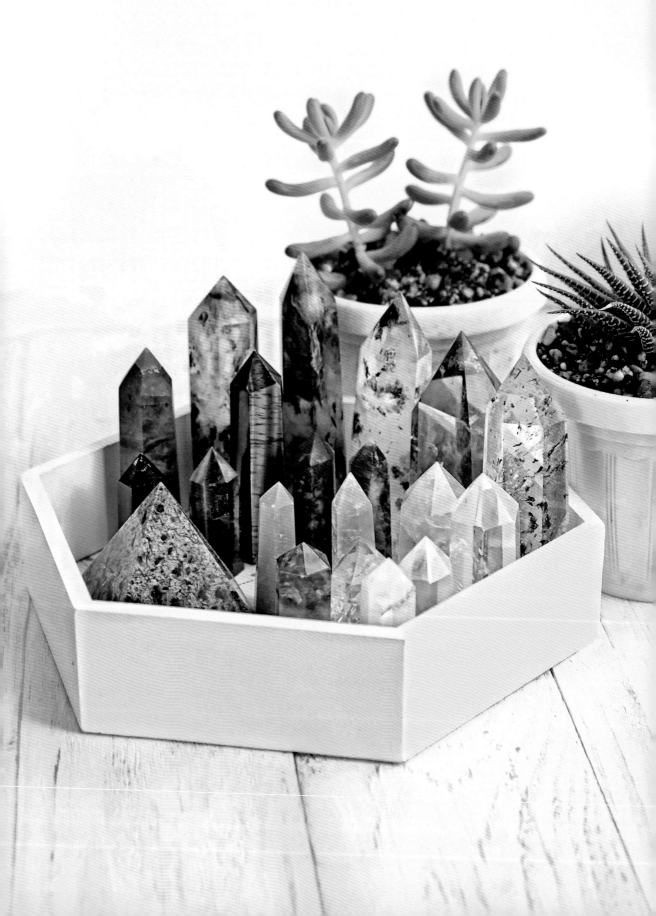

Chapter 3
打造你的水晶療癒
基礎工具包

你收藏了很多水晶，並不等於你就擁有更好的療癒能力。本書前面章節已做過解釋，其實只需幾顆白水晶，你就可以成為一位很棒的水晶療癒師。心念專注的強度、聆聽石頭的能力，以及具備水晶療癒技巧的廣泛知識，遠比你擁有的水晶數量和種類重要得多。

雖然你可以只使用白水晶來執行所有的水晶療癒工作，但擁有幾種基本的有色水晶，會讓療癒工作更容易，這樣你就不必為了替代其他有色水晶，一直用白水晶來做淨化和編碼。基本上，如果你被某種有色水晶吸引，那表示它在呼喚你。無論原因是什麼，如果你想要在白水晶之外再多收集一些有色水晶，那麼有幾種水晶非常適合用於療癒。

接下來這兩章所提供的訊息量非常之大，大到足以幫助你去執行所有你想像得到的各種效果驚人的水晶療癒。首先我會提供一份非常重要的必備水晶清單，也就是所謂的「水晶療癒基礎工具包」。除了說明每一種水晶的療癒特性外，也會告訴你每一種水晶分別可以被運用在哪幾種特定療癒技術上。一旦你學會了這些技巧，也知道如何用你的白水晶來推動精微體當中的能量，那就再也沒有任何一種療癒是你做不到的了。

我自己習慣使用的有色水晶，是能夠與我們的肉體、心智體、情緒體、和靈魂體相對應，因而能夠影響精微能量中心及其能量路徑的那幾類有色水晶。我也會準備一組較小顆的水晶，來連結精微能量的通路，讓能量以特定的療癒模式移動。還有一組水晶，我稱之為「擴大器」（amplifiers），其中絕大部分都是較小顆的白水晶（天然的或經過拋光的都有），我會將它們放在各式有色水晶上，來擴增有色水晶的效用。

由於顏色深淺、不透明程度以及清澈透亮度，同樣都會對透明和有色水晶的效果產生細微影響，因此，針對每一種色系，我都會準備一系列不透明（opaque，不透光）、單一純色（solid）以及透明（clear）的水晶。你可以在 Chapter 6〈加強版水晶療癒工具包〉和 Chapter 7〈補充版水晶療癒工具包〉中看

到有哪幾種水晶。擁有透明和不透明的有色水晶，可以讓我在工作中根據需要進行細部調整。舉例來說，如果我想針對風元素來做療癒，可以使用透明度較高的有色水晶；如果我想調整土元素，那我就可以使用該顏色的不透明水晶。水晶的不透明程度會決定它帶有多少定根接地的元素在內。一般來說，透明度愈高的水晶，它的風元素屬性愈高，因此愈容易被用來釋放或提升能量。水晶愈不透明、不透光，它的定根接地屬性就愈強，我就愈能用它來降低過度躁動的能量，使其達到平靜狀態。

雖然我在兩組水晶療癒工具包中都有列出每一種水晶的療癒特性，但千萬要記得，我所列出的這些特性，都只是代表每一種石頭的強烈傾向，而且，同一顆水晶也絕對不會每次表現都一樣。當你在收集你的療癒水晶時，一定要記得這件事，非常重要。在生命的顯化過程中，沒有任何事情是靜止不變的：無論是石頭、事件狀況、你這個人、外部環境以及對方，在你每次使用水晶時，這些條件因素都不同。由於這些因素都是動態的，不斷在改變，因此，水晶原本的特性傾向，也可能會隨著這些不同變化而產生微妙改變。

以下列出的這些水晶，就是你的第一個「水晶療癒基礎工具包」裡面必備的水晶。當中包括一系列用途廣泛的各式白水晶，還有每次療癒工作都需要用到的各種有色水晶，這些都已經把水晶的顏色以及不透明或透明度考慮進去了。當你開始使用這個基本工具包，你可能會發現，除了這幾類水晶之外，還有其他水晶也在呼喚你，你可以將它們添加到你的加強版療癒工具包裡面。

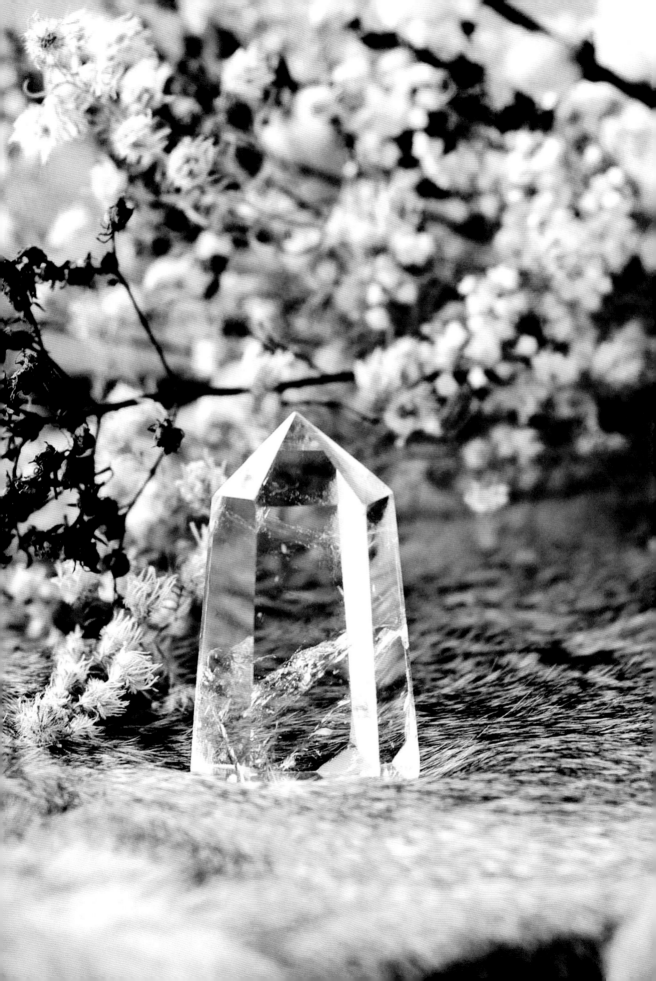

水晶療癒基礎工具包

　　以下這幾種水晶，是你的「水晶療癒基礎工具包」裡面必備的水晶。光是用這幾種水晶，你就能進行任何一種療程。

一顆適合手握的雙尖天然白水晶

長度至少 7.6 公分

兩顆適合手握的單尖天然白水晶

長度至少 7.6 公分

四顆或八顆單尖天然白水晶

長度至少 6.4 公分

四顆單尖天然白水晶

長度至少 3.8 公分

四顆或八顆雙尖天然白水晶

長度約 2.5 公分

一顆白紋石
直徑或長度約 3.8 公分

一顆單尖紫水晶
長度至少 7.6 公分，寬度約 2.5 公分

五顆適合手握的單尖紫水晶
長度至少 5 公分，寬度約 1.9 公分

八顆紫水晶滾石
長寬皆至少 5 公分

八顆紫水晶，長度約 2.5 公分
八顆全部都是滾石、單尖、或是雙尖皆可

一顆青金石
長度或直徑介於 3.2 ～ 3.8 公分

一顆藍紋石（蘇打石／方納石）
直徑介於 1.3 ～ 2.5 公分

一顆綠松石或天河石
直徑約 1.9 ～ 3.2 公分

一顆粉晶
直徑至少 3.8 公分或長度大約 5 公分

一顆菱錳礦,直徑至少 3.8 公分
在需要更加定根接地時,用來代替粉晶

一顆綠色非洲孔雀石
直徑至少 3.8 公分或長度至少 5 公分

兩顆淺綠色方解石
直徑 3.8 ～ 5 公分

一顆天然黃晶或黃玉,直徑約 3.8 公分
如果是切割過的單尖形水晶,長度約 5 公分

一顆橘紅色紅玉髓,直徑約 3.8 公分
如果是切割過的單尖形水晶,長度約 5 公分

一顆橘色系天然琥珀
直徑約 3.8 公分

一顆紅色石榴石
長寬皆至少 3.8 公分

兩顆中間色調的單尖天然煙晶
長度約 7.6 公分

一顆黑碧璽
長度至少 5 公分

　　以上就是你的水晶療癒基礎工具包裡面，必備的幾種水晶和石頭。接下來的章節，我們會針對這幾種石頭，一一描述它們的特性和用途，也會讓你知道，可以用它們來執行哪些特定的療癒技術。在這些說明之後，還會有加強版水晶清單，你可以將它們加到你的水晶療癒基礎包裡面。當然，如果還有其他水晶在呼喚你，你也應該將它加到你的清單裡面。但請記得，其實只要使用天然白水晶，或是上面列出的這幾種基本水晶，你就能進行任何一種水晶療癒工作了。

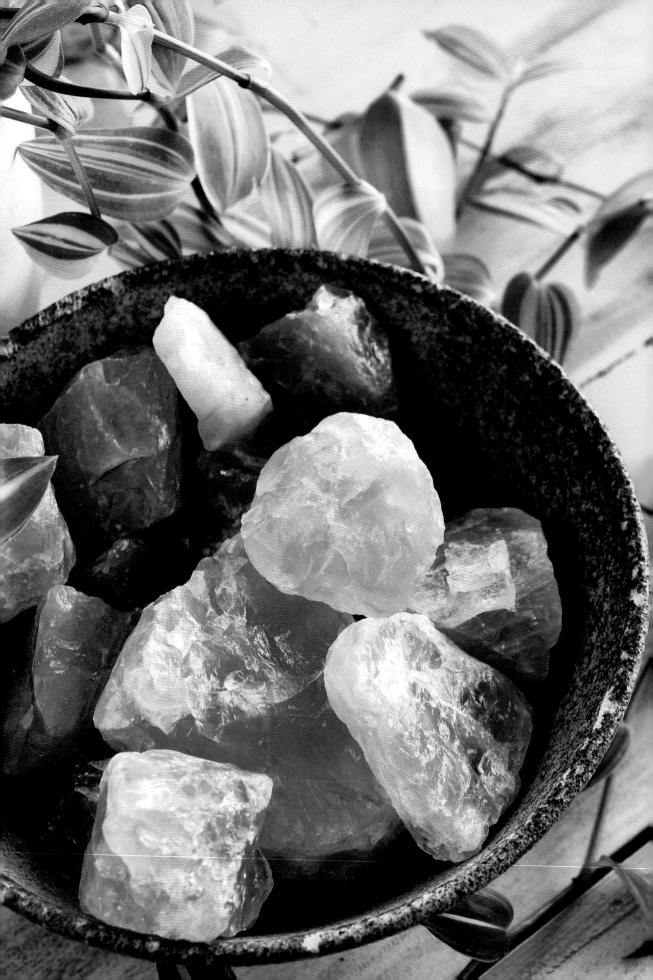

Chapter 4
療程前的預備工作

得到允許

　　如果你打算幫別人做療癒，那麼在療程開始之前，一定要得到對方的允許；否則，你釋放出來的負能量可能會反過來傷害到你自己。尤其，如果對方有意或無意間設起心理屏障，那負面情況會更明顯。「允許」的意思是，這個人願意接受你的療癒，而且，這樣的療癒效果也會更好。如果當事人不在現場，那麼你可以在乙太能量層次上請求對方的許可。不過，一般來說，應該在療程開始之前就直接詢問。當然，如果你只是傳送愛、內在平靜、幸福感和身體健康這類一般性的療癒能量，那就沒有問題。

營造一個安全空間

取得對方允許之後，創造一個安全的療癒空間是非常重要的，這樣接受你療癒的人才能真正覺得受到保護，感覺舒適自在；這也有助於他們打開心房接受你的療癒。你應該小心避免所有可能的干擾，千萬不要讓你家裡的小孩或寵物進入那個療癒空間。將家裡的寵物安置在不會亂跑的地方，並告訴你的孩子要保持安靜。你可以在門口貼上標示牌，提醒其他人不要任意闖入這個房間。還有，記得關掉手機。

在療程開始之前先營造一個充滿信任感的環境，並在療程當中維持這個氛圍，也非常重要。全心全意去聆聽對方，不要干擾對方，完全接納對方（接納和容忍不一樣），並確定你和對方的頻率完全和諧一致。確保和諧同調的一個方法是，敞開自己的心，彼此握著對方的手，看著對方的眼睛，想像你們兩人的心之間有一股溫柔暖流在流動。

定根接地

要確定你完全處於定根接地狀態。如果不是處在這個狀態，你不僅很難接收到可以讓你做出準確判斷和療癒所需的智慧，甚至你可能在身體、心智、情緒、精神和靈魂層面都缺乏該有的能量。無論你是要療癒自己還是療癒別人，這件事都很重要。如果發覺自己接地的能量不夠，可以用前面章節討論過定根接地方法，幫助自己做好扎根。

架設防禦盾牌

當你幫別人做療癒時，要在你自身周圍先架設防禦盾牌，以免你在清理對方負面能量的時候，不小心吸收到這些負面的東西，這非常重要。方法是：先做好定根接地，然後閉上眼睛，集中心念觀想，你的身體四周被一個金色光環圍繞，光環從你身體向外延伸大約三十到六十公分。這不僅能保護你的身體，也能保護你的感覺、思想意念以及能量磁場。你可以觀想，任何負面的、不好的能量遇到這個盾牌就轉向，進入地底下。不過，也要同時確認，你在架設盾牌的情況下，依然能夠完全接收到被療癒者所傳遞出來的訊息和能量。

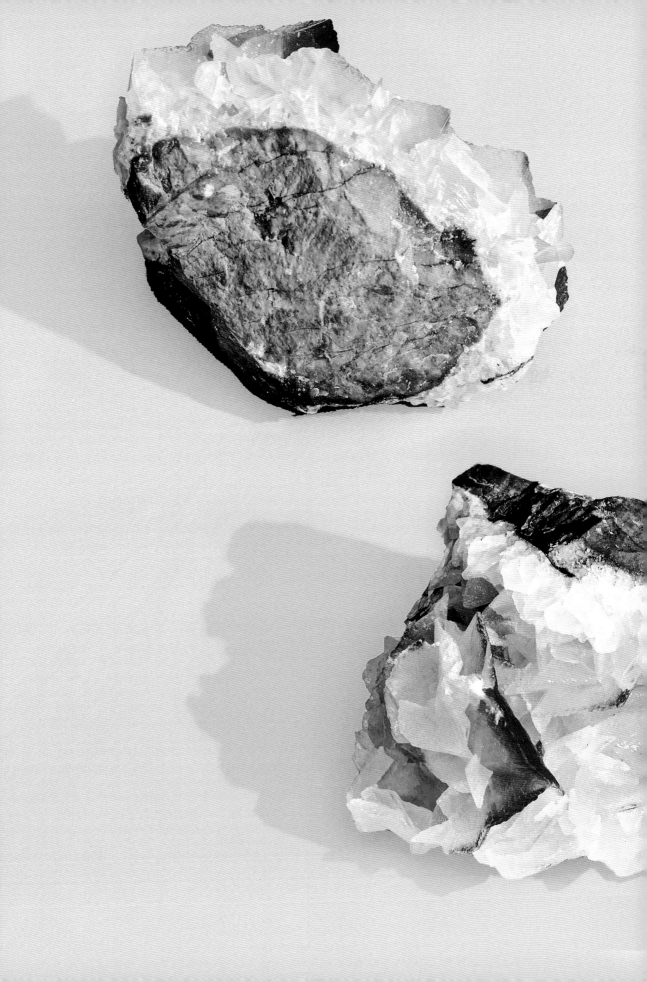

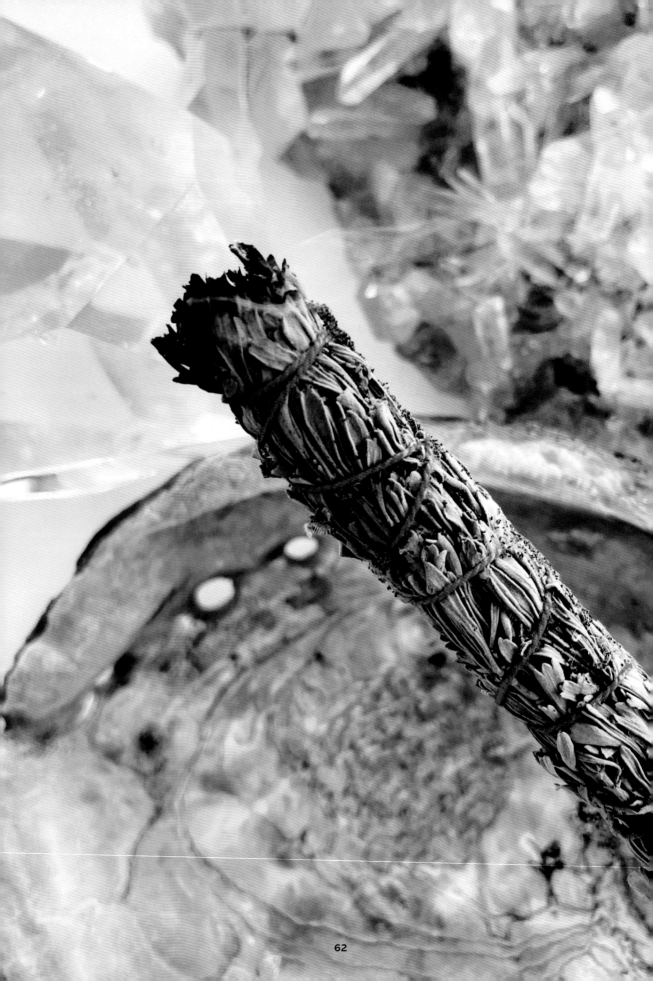

淨化你的水晶和石頭

　　一定要很確定，你的水晶和石頭內部沒有儲存任何負面能量，也不會產生負面作用。由於白水晶特別容易吸引和儲存它們所接觸到的能量，所以要非常仔細幫它們做淨化。你可以用吹氣法或意念觀想法來淨化水晶，但如果一次要淨化很多顆水晶，最好的方法是使用煙燻：將鼠尾草、香茅、雪松、薰香或其他神聖藥草，放在大型貝殼或防火質材的缽碗中，點火使其燃燒，然後將煙吹到水晶上，等到你覺得水晶看起來變得非常透明清澈，淨化就完成了。如果你做這件事情的時候很專注，只要它們變清澈，你馬上會明顯感覺到，它們甚至可能變得比原來的狀態還要透亮。記得也要將煙吹到（或用扇子搧到）自己和對方身上，這樣你們雙方都可以同時得到淨化；這樣做也可以讓能量流動更加順暢、更能發揮它的作用。

　　通常，我會在療程進行中繼續讓煙燃燒，這樣，如果療程中若有任何負面能量釋放出來，被療癒者和我自己都可以馬上同時得到淨化。我會將我手上正在使用的這顆水晶放在煙霧裡繞幾下，然後用晶尖或晶體表面去碰觸地面，同時觀想負能量流進地底下。當你做完療程後，一定要先把你自己和石頭都徹底做淨化，然後再把石頭包起來收好。療程結束之前，你可以集中心念意圖，用燃燒的煙霧幫對方做淨化。你也可以集中心念意圖，只選擇某些你想要淨化的東西來做淨化，然後保留某些特定治療能量，在之後的水晶療程中繼續用它來工作。

充電和編碼

　　當你確定這次的療程要處理的內容之後，你就可以開始幫你的水晶充電或編碼，藉以增強它們的療癒作用力。例如，你可以將水晶放在月光或太陽光下，讓它們吸收月亮和太陽的能量，用這個方法來幫它們充電。或者，你也可以單單用視覺觀想法，觀想月光或太陽光進入到你的水晶裡面。你可以用任何一種你所需要的療癒能量，來為你的石頭充電。例如，你想要退燒，那你可以用溫和、鎮定的能量幫你的水晶充電；以此例來說，透明白水晶的效果最好，因為白水晶的能量不會跟其他顏色或其他種類的石頭產生衝突競爭。水晶，尤其是透明白水晶，特別好用，聲音、意念、視覺觀想、其他石頭、情緒感受、火、泥土、花草植物、儀式或任何其他具有影響力的東西，都可以用來幫白水晶充電或編碼。

如何幫水晶或石頭編碼

　　幫水晶、石頭充電或編碼的方法是：雙手捧握著這顆水晶，置於胸前的心輪部位前方。開始觀想一件物體、一個特定顏色的礦石、一種音調、一種思想或感覺，或是任何你想要注入的東西，然後集中你的心念意圖，對著水晶吹氣，將這個意圖吹進你的水晶裡面。繼續吹氣，將你設定的作用力傳送到水晶內部，直到你感覺它已經完全充電。接下來，你的這顆水晶就能表現出你設定的編碼行為了。這次療程結束之後，你可以用平常你慣用的淨化法，將這顆已充電或編碼的石頭做淨化。

　　你未必要完全了解身體各個器官和系統的精確位置，才能進行療癒工作。如果你是用能量掃描法來檢查全身，無論你是否知道某個特定器官的名稱，你一樣可以感應出或感覺到那些區域和部位能量異常和失衡。同樣的，你也有辦法針對這些區域或部位進行能量矯正，幫助這些部位的器官或生物系統回復平衡狀態，而不需要叫出它們的名稱。不過，如果你知道這些器官和系統是什麼，以及它們如何相互連結作用，這樣你會更加確定哪些部位需要進行更詳細的探查。例如，如果你知道你在肋骨下方感覺到熱熱的部位可能代表腎臟，那麼你就可以直接針對腎臟來做療癒。這時候，你可以選擇某種水晶或石頭來刺激腎臟功能，因為腎臟負責將我們血液中的毒素排出，並控制體內的液體和電解質的平衡，你也可以針對它來處理毒素和血液方面的問題。

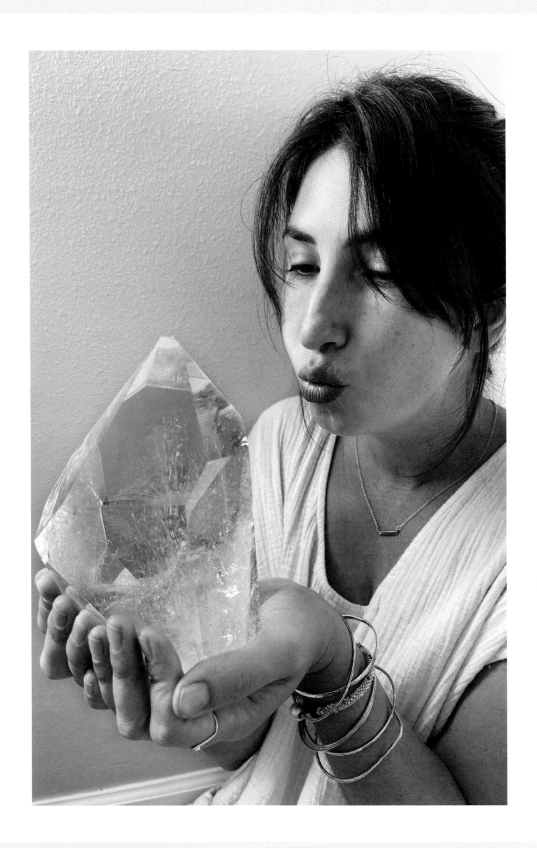

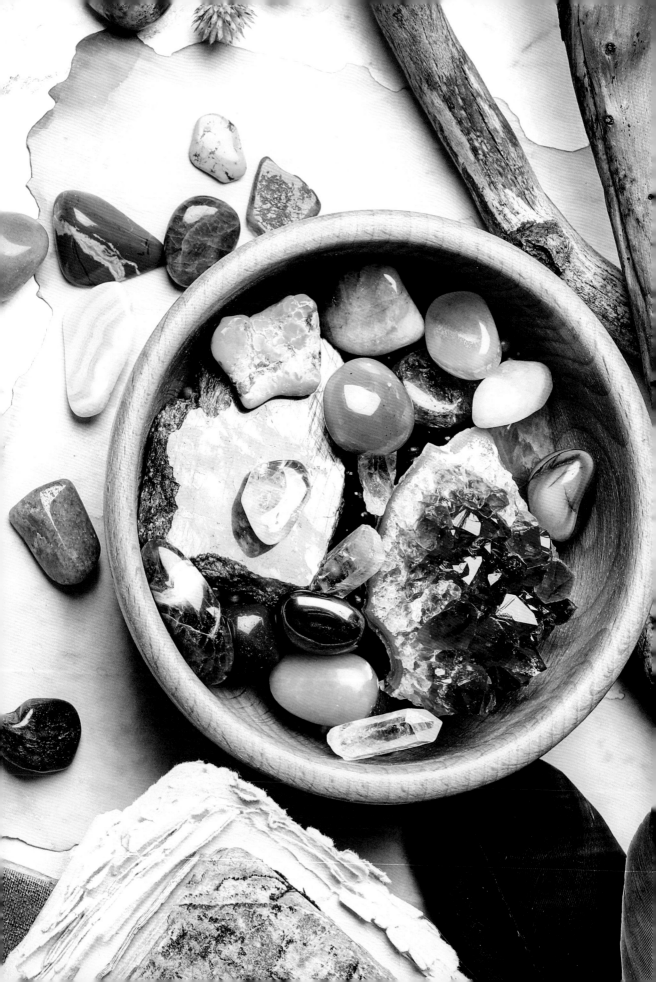

Chapter 5
特定部位的療癒

到目前為止，這本書對於「水晶療癒」的解釋都是讓受損或失衡狀態重新恢復完整的一個過程。從較狹隘的角度來看，這樣的說法是正確的。但是，作為一位水晶療癒者，你必須擁有更寬廣的視野進階到下一階段，雖然疾病是失衡的一種表現，但它同時也是更廣大整體的其中一部分，扮演著關鍵性的角色。換句話說，疾病並不是一個與整體「完全斷絕開來」的東西，事實上，疾病也是整體的一部分。

要成為更有效力的療癒師，很重要的是，你要能在水晶療癒工作中同時保有對這兩個事實的覺知。此外，也要意識到作為一位療癒者，你就是這個整體的一部分。如果你能夠感知不平衡的存在，同時意識到那更廣大的平衡狀態，那麼你就能得到智慧，知道如何促成改變，來達到新的、更健康的完滿狀態。換句話說，要達到最有效的療癒，你要把你的視角限定在一個範圍，這樣才能「看見」那個不平衡，但同時，你也要從一個更廣大的視野，意識到整體的完整和圓滿性，在這個圓滿當中，疾病只是其中一個面向。

接下來的內容，會逐一介紹各個身體特定部位的療癒法，透過精準使用水晶和礦石，從能量層次上去矯正我們靈魂體、心智體、情緒體，以及肉體層面的失衡。當你對這種本質上的完整合一狀態保有覺知，而且能夠好好運用這些水晶和礦石的療癒技術，你就能成為一位具有深度療癒能力的水晶治療師。

從更廣大的視野來看，
沒有什麼東西真的損壞，
也沒有什麼東西真的改變。
這就是療癒之中存在的悖論。

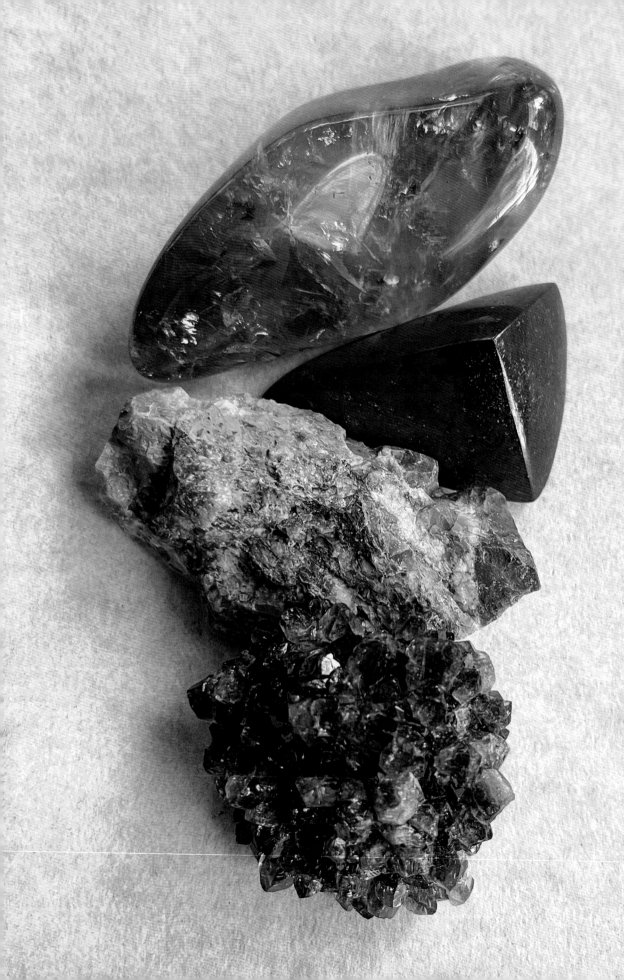

上層脈輪

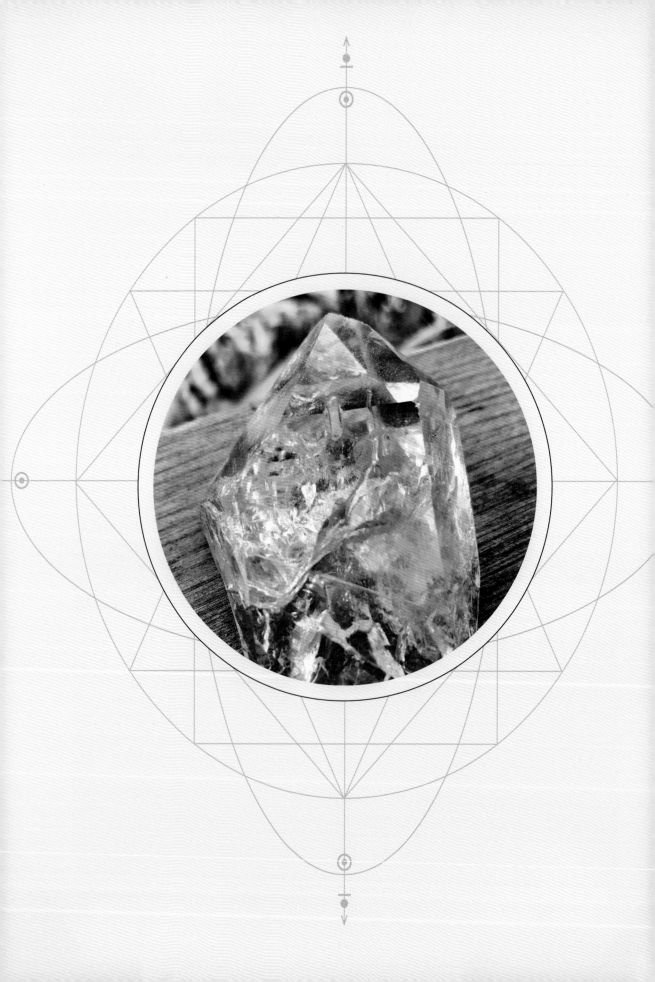

白水晶
CLEAR QUARTZ CRYSTAL

水晶中的主力軍

　　白水晶（Clear Quartz Crystal）是水晶療癒的主力軍，不僅因為它力量強大，也因為它是所有水晶當中用途最廣的一種。你能夠用有色水晶或石頭做得到的事情，沒有一件事是不能用白水晶來做的。你不僅可以將白水晶擺在身體上或隨身攜帶，還可以用它來操控精微層界的能量，達到身體療癒的效果。無論是提振、降低、切開、移除還是傳輸能量，你都可以用白水晶來做到。你可以用它來活化或提振肉體和精微體的能量，幫助它們自然療癒，也可以用它來擴大思想意念、感受、視覺觀想以及其他顯化方式的力道。在療程當中，白水晶可用來打開或關閉我們身體內部任何一個精微能量中心，擴大和增強任何一種有色礦石的效力。你可以用聲音、顏色、特定意圖或肯定語對白水晶進行編碼，讓它來影響你的身體、心智和感覺。白水晶可以為你帶來能量、訊息以及內在洞見，幫助你療癒。白水晶跟有色水晶不一樣，除了你自己的想像力之外，沒有任何東西可以限制你如何使用它。

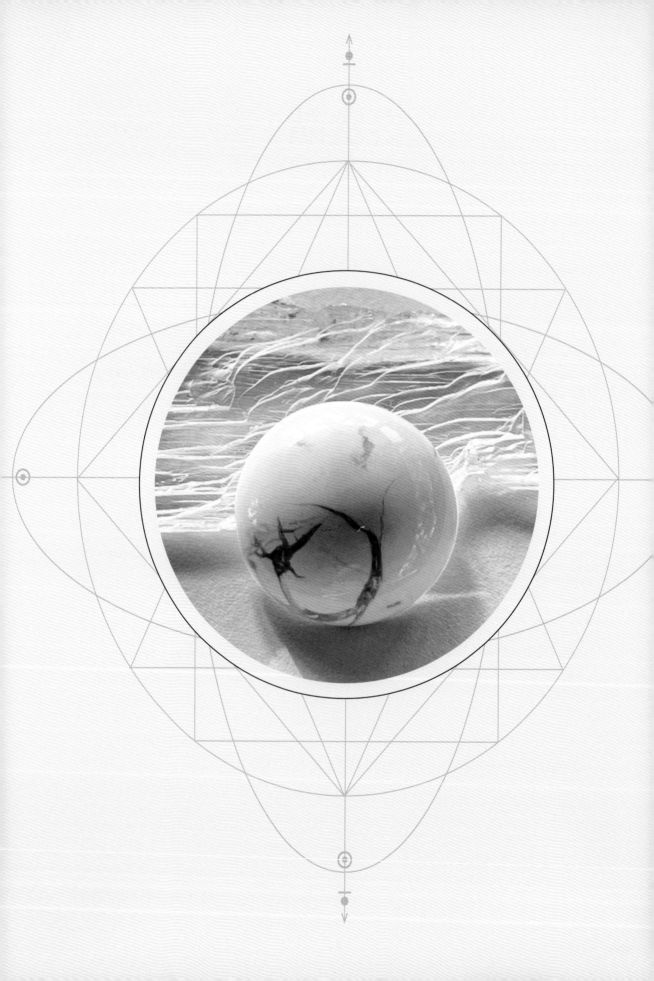

白紋石與透石膏
WHITE HOWLITE AND SELENITE

結構水晶與天使水晶

　　白紋石（White Howlite）與透石膏（Selenite）都對應白光，而且能夠融合所有顏色，因此這兩種礦石都可以用來協助打開身體的上層脈輪（upper chakras）。將它們和其他白色礦石置於紫水晶上方，擺放在頂輪位置，有助於刺激上層脈輪，開啟更高層次的覺知意識（你也可以用白水晶來做這件事）。

　　白紋石和透石膏也可以用來迅速鎮定心神，讓我們更有耐心，也能減少失眠，舒緩過度活躍的精神狀態。由於白色包含了光譜上所有的顏色，而且平均擁有每一種顏色的特性，這種均衡、柔中帶剛、不偏不倚和中立的特質，使它具備了絕佳的鎮靜效果。白紋石完全不透明，因此比透石膏還要來得更具接地性。透明度較高的透石膏，可以連結天使層界，為你帶來更深層的平靜與安寧感。

　　由於白紋石和透石膏都與地球能量相連結，因此有助於強化我們的脊骨與核心物理結構。將白紋石和透石膏放在斷裂骨折的骨頭上，可幫助骨骼癒合。白紋石和透石膏都有助於肌肉傷害和肌肉緊繃、神經組織（與黃晶結合使用）、肌腱、牙齒、手指甲和腳趾甲的護理與復原。這兩種石頭也都可以用來減緩骨骼退化，因為它們有助於將鈣質吸收到骨骼、牙齒和指甲中。在解決泌乳問題上，白紋石比透石膏效果更好。透石膏和白紋石也都可用來處理癲癇、乾癬、腫瘤和潰瘍等問題。

　　我們也可以用白紋石和透石膏在身體四周建立起防護氣場，幫忙吸收負面能量或晦氣，只要在使用之後將石頭完全淨化即可。由於透石膏能夠連結天使層界，因此可以用來幫你建立天使保護氣場，保護你免受負面、不和諧能量或晦氣之物的干擾。如果你能呼召大天使邁可或其他天使的助力，會更有效。

　　以下介紹一種白紋石水晶療癒法，你可以用來幫助自己或其他人強化身體骨骼系統。

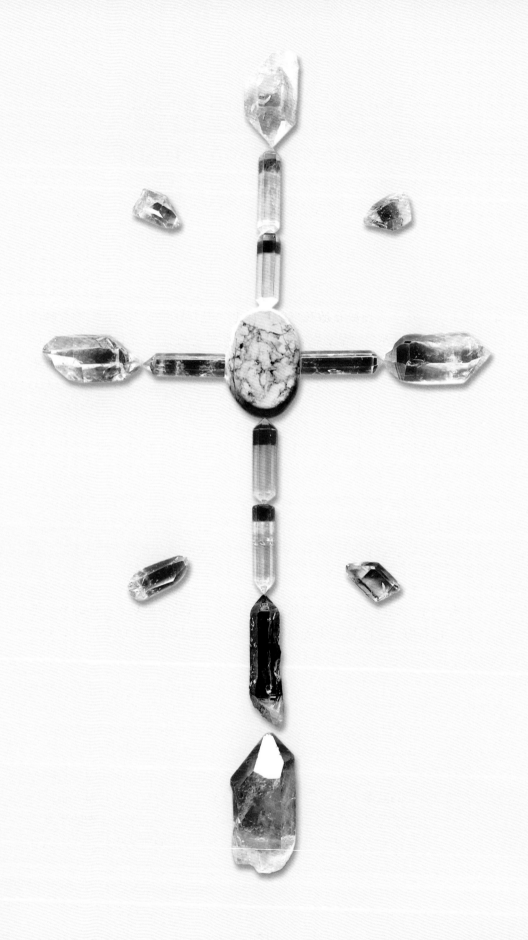

用白紋石來強化你的骨骼

1. 仰臥下來，脊椎保持正直，面朝上，手臂置於身體兩側，雙腿不要交叉。開始在身體四周擺放白水晶，把你整個身體包圍起來。如果你的白水晶有晶尖，請將尖端朝內，指向你的身體。一顆放在頭頂上方，一顆放在腳底下方，身體兩側各放一顆，兩顆都要跟身體保持相同距離。然後把一顆煙晶（Smoky Quartz）放在你的腳底下方，晶尖朝向身體，以便傳輸地球能量。

2. 接下來，把一顆白紋石放在你的腹部上，位置在你的心輪和你的肚臍之間。然後將兩顆白水晶放在這顆白紋石上方，跟白紋石頂端相接觸，同時跟你的脊柱保持平行，晶尖朝向你的頭部。接下來，在白紋石下方也放置兩顆白水晶，同樣要跟白紋石底端相觸，並與脊椎對齊，白水晶的晶尖朝下指向雙腳。現在，你的脊椎上已經出現一條由白紋石和白水晶組成的直線。

3. 接著，在身體兩側各放置一顆單尖白水晶，跟白紋石相觸，晶尖朝外，形成一個十字架形狀。

4. 把這些石頭都擺放好之後，雙手掌心朝上，持「大地手印」（Prithvi Mudra），無名指與拇指指尖輕輕相觸，其餘三隻手指完全伸直。你的手部會自然向外展開呈扇形。在兩隻手的掌心各放一顆白水晶，晶尖朝手臂方向，以增強此手印的效果。

5. 現在，閉上眼睛。把注意力放在你的呼吸，感覺呼吸氣息在你的鼻孔進出。隨著每一次吐氣，讓自己放鬆下來，若感覺到身體哪個部位有緊繃感，就讓它釋放掉、鬆掉。

6. 當你覺得整個人都很放鬆，開始觀想，你的身體被一圈白光包圍著。保持這個畫面至少一分鐘，或是直到你能感覺到它，或清楚看到它為止。

7. 現在，保持正常吸氣和吐氣，每一次吸氣時，觀想白紋石的能量隨著你的氣息進入你的脊椎，將你的脊椎從上到下全部填滿。當你感覺整條脊柱都填滿白紋石的能量，想像它開始隨著呼吸進入你全身每一塊骨頭：包括你的肋骨、你的骨盆、你的腿骨和腳骨、你的頸部、你的手臂、你的手掌和手指，最後是你的整顆頭骨。繼續呼吸，直到你從觀想中看見你全身的每

一塊骨頭都填滿白紋石能量，散發出純白色的光。

8. 如果你身上有任何地方骨頭斷裂、筋骨疲勞或虛弱無力，你可以觀想這個白紋石能量將斷裂之處重新接合在一起，再次恢復活力。如果你感覺有哪些部位特別需要處理，也可觀想將白光傳送到那個部位。煙晶的地球能量也會進入你的精微體，幫助它重建骨骼結構。

9. 你可以每天花三十分鐘進行這個療程。如果很難維持三十分鐘，可以一次只做十分鐘或二十分鐘，分次完成。

10. 完成觀想之後，慢慢睜開眼睛，然後鬆開手印，把掌心的水晶取下來。然後依照擺放時的相反順序，輕輕將石頭收起來。

大地手印和白紋石都有助於修復和活化你的身體組織結構，將土元素引入你體內，幫助療癒全身所有組織。此療法也有助於提升疾病抵抗力、增強免疫力、緩解潰瘍、提振全身精力。不過，如果你有憂鬱傾向、體重超重，或是能量場中的土元素已經過多，那麼建議你持大地手印時不要超過十分鐘。

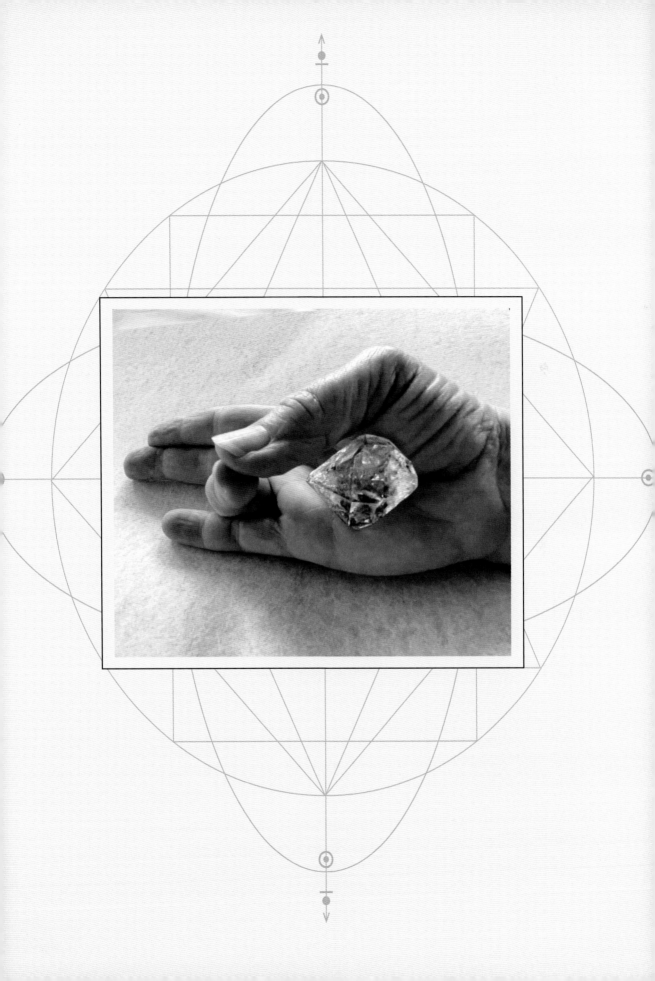

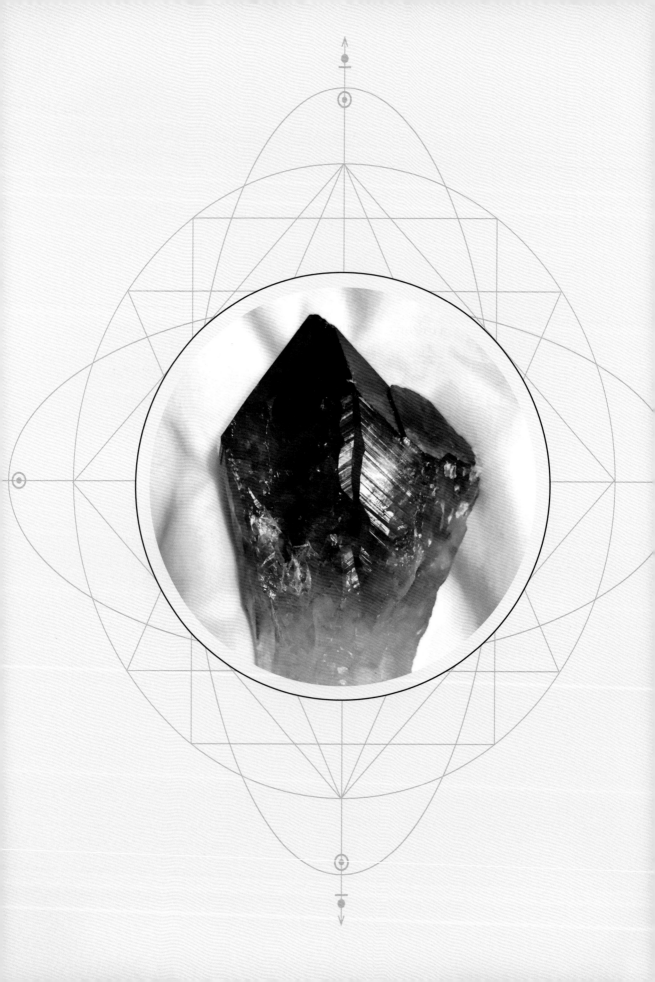

紫水晶
AMETHYST

光啟與療癒水晶

　　你的收藏中絕對要有紫水晶（Amethyst），因為除了白水晶之外，紫水晶可說是療癒功能最多樣的一種水晶。如果在一個療程當中，你不知道該使用哪一種水晶，那用紫水晶準沒錯。紫水晶能帶給我們肉體上、精神上及情緒上的放鬆感，紓解壓力和焦慮。它能傳導女性能量，由於跟月亮相連結，因此具有溫和而強大的能量，可以穿透任何肉體的、心智的或情緒的障礙。紫水晶也有助於消除恐懼。由於本質上具有一種開闊性，因此很適合用來釋放我們的肉體、心智體或情緒體裡面的束縛或緊繃感。

　　紫水晶是屬於頂輪的靈性水晶。把紫水晶放在頭頂上方或直接放在頭上，你很容易就能跟超越肉體、時間以及有形世界之外的更高層次靈性領域相連結。除了讓你經驗到無限喜悅，也可以將更高層次的覺知意識訊息，傳輸到你的水晶療癒工作中。

　　以下就介紹一種紫水晶專用的療癒法。你也可以使用已經以紫水晶編碼過的白水晶來進行這個療程。這個方法效果非常強大，可說是以最簡單步驟就能完成整套完整療程的一種療法，無論你是針對哪一個層次來做療癒，都非常有效。如果你不知道被療癒者究竟哪個部位出問題，或是無法完全診斷出疾病，也非常適合用這個方法來做療癒。

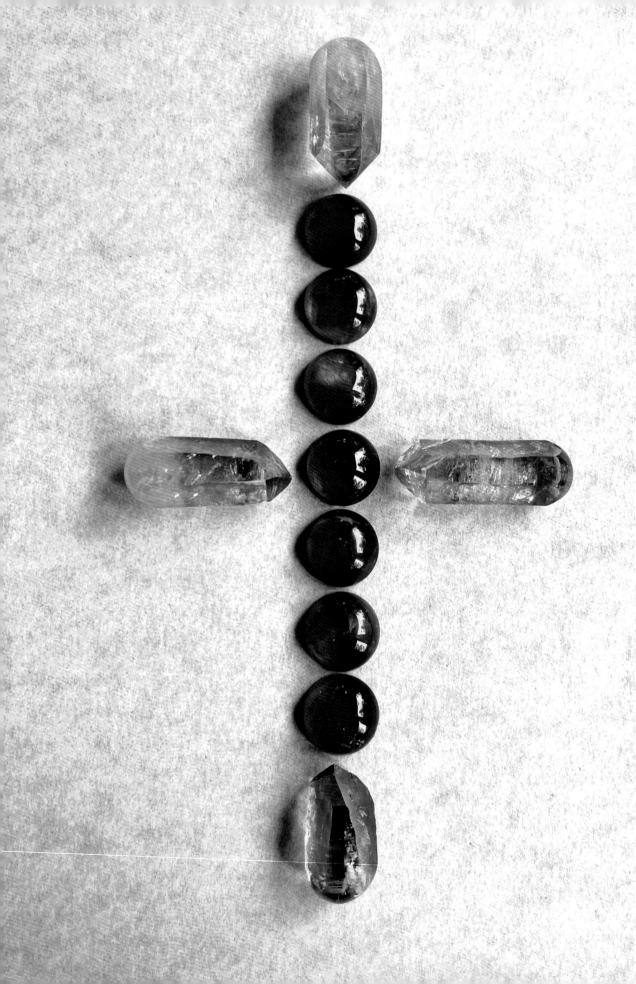

適用於任何病痛的紫水晶療癒法

1. 仰臥，雙腿不要交叉，脊椎保持正直，臉部朝上。手臂置於身體兩側，掌心朝上。做幾次悠長、深沉、輕柔的深呼吸，把注意力放在每一次吸吐時氣息在鼻孔的進出。讓你的身體隨著呼吸慢慢放鬆下來。如果念頭飄走了，只要把它重新帶回到呼吸上就可以。持續這樣做，至少一分鐘，或直到你感覺整個人很專注、很平靜。

2. 在你的身體四周擺放紫水晶，四顆、六顆或八顆都可以。如果你的紫水晶有晶尖，請將尖端朝內，向著你的身體。現在，閉上眼睛，想像這些水晶在你身體四周形成一圈紫色的光環能量場。慢慢讓你的心念、身體、情緒都進入到一種深沉的平靜。至少持續一分鐘。

3. 接下來，將一顆紫水晶放在胸口中央的心輪上，觀想它的紫色能量隨著你每一次吸氣進入你的心輪，將這個脈輪打開。每一次吐氣時，都讓你的身體隨之放鬆，把所有負面能量全部釋放掉。

4. 現在，在你的第三眼（眉心輪，也就是前額正中央）放一小顆的紫水晶。跟上個步驟一樣，吸氣時將紫光吸到眉心輪的位置，吐氣時身體跟著放鬆，將負面能量釋放。

5. 接下來，在胃輪（位於肚臍上方約五公分處）放一顆紫水晶。吸氣時吸入紫水晶的紫色光，吐氣時放鬆和釋放。

6. 現在，在你的喉輪（位於頸部中央）放一顆小紫水晶。每一次吸氣，感覺它的能量隨之進入你的喉輪，每一次吐氣，將所有負面能量都釋放掉。

7. 接著，將紫水晶放在你的臍輪（位於肚臍下方約五公分處）。跟上述步驟一樣，吸氣時將紫水晶的紫光吸入這個脈輪，吐氣時釋放負面能量。

8. 現在，在你的海底輪（位於脊柱底部附近）放一顆紫水晶，如果有晶尖，請將尖端朝下。同前步驟，吸氣時將紫水晶的紫色光吸入這個脈輪，吐氣時放鬆和釋放負面能量。

9. 接下來，在頭頂上方放一顆紫水晶，如果有晶尖，請將尖端朝下。想像每一次吸氣都將紫色能量吸入頂輪。吐氣時，放鬆並釋放所有負面能量。

10. 最後，在你兩手掌心各擺放一顆紫水晶或白水晶，晶尖朝向手臂。閉上眼睛，想像水晶持續將它的紫色能量傳送到你身體裡面，療癒任何需要療癒的地方（無論你是否知道是哪些部位需要療癒）。讓你的身體完全放鬆下來；如果念頭飄走了，就把注意力重新拉回來。如果你心裡有設定要完成哪個特定部位的療癒，可靜靜引導紫水晶完成該項任務。這個步驟至少持續二十分鐘。

完成以上所有步驟後，張開眼睛，依照擺放時的相反順序，輕輕將石頭收起來。

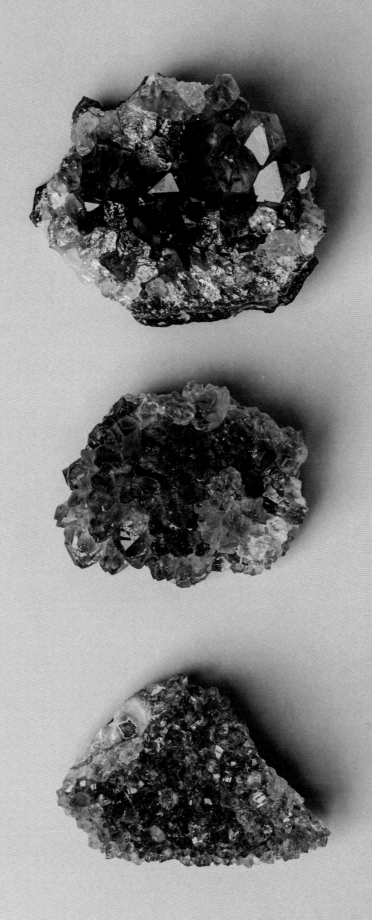

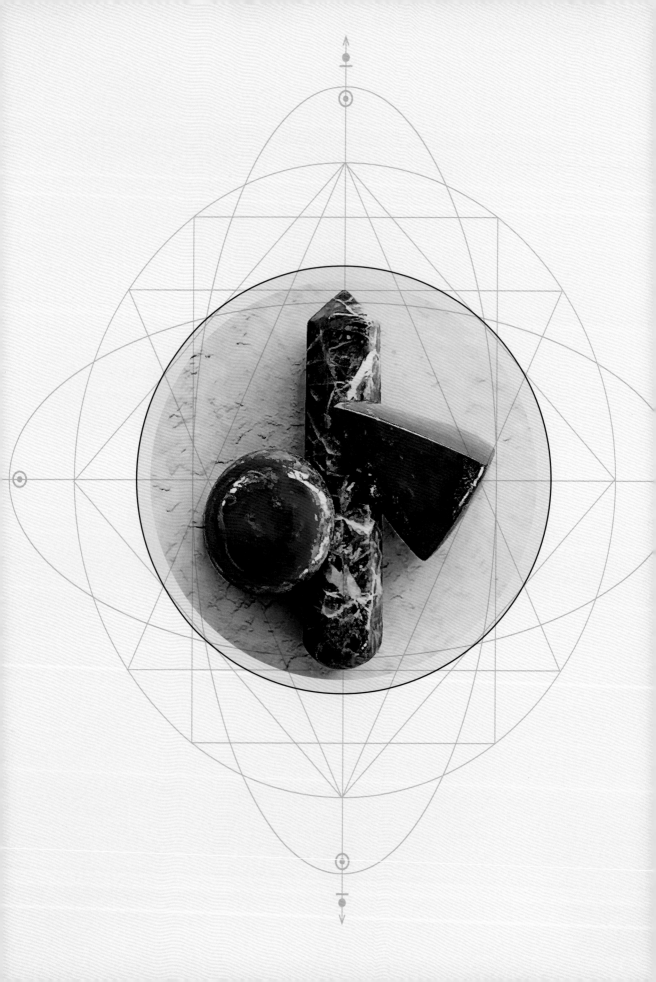

寶藍色青金石和蘇打石
ROYAL BLUE LAPIS LAZULI AND SODALITE

通靈水晶

　　這組寶藍色礦石主要用於額頭中央的第三眼脈輪，有助於提高我們的心智力和直覺力，培養靈通力和靈視力，使你能夠感應有形肉體和頭腦智性之外的世界。青金石（Lapis）具有較高的能量提升特性，而藍色蘇打石（Sodalite，亦稱方納石）則較具接地性。兩種礦石合併使用，可幫助我們在打開上層脈輪時依然保持平衡。

　　打開第三眼脈輪能夠提升我們的直覺力和靈通力。這個能力可以幫助你找出真正需要療癒的部位，判斷是哪些原因造成了這個傷害，並為它選擇適當的療癒方法。光靠理智層面的判斷，通常會讓療癒工作被局限在較膚淺的層面。

　　以下介紹的這個療法，有助於打開第三眼脈輪，提升你對精微能量和水晶的敏銳度。無論是用在自己身上，或用在別人身上，都非常適合。

用青金石和白水晶打開第三眼

1. 仰臥，脊椎保持正直，臉部朝上，雙腿不要交疊。

2. 在身體四周擺放四顆、六顆或八顆單尖白水晶，晶尖朝向你的身體；這會在你身體四周形成一個強大的能量場。其中一顆水晶放在頭頂上方，另一顆放在腳底下方，其餘的幾顆平均置於身體兩側。

3. 將一顆橘色系水晶放在肚臍下方約五公分處。這有助於平衡第三眼打開時產生的能量，讓你能夠接地扎根、擁有堅實力量，將你所觀想的事物顯化成真。

4. 現在，將青金石或藍色蘇打石放在你的第三眼脈輪（前額中央）位置，如果有晶尖，請將尖端朝向頭頂。

5. 兩隻手臂平放置於身體兩側，掌心朝上，小姆指與大拇指輕輕相觸，持「菩提手印」（Buddhi Mudra）。此手印能提升你的靈通力與直覺力。持此手印時，可在雙手掌心放一顆青金石或藍色蘇打石。

6. 現在，閉上眼睛。將注意力放在呼吸上，做緩慢、深長、輕柔的深呼吸，並感覺呼吸氣息在你的鼻孔進出。每次吐氣時，全身跟著輕鬆。如果心念飄走了，就把它帶回到呼吸上。持續這樣做，直到你感覺完全平靜和專注。

7. 接下來，觀想你身體四周的這圈白水晶散發出愈來愈明亮的光，形成一個具有保護性又活力四射的白色光環。

8. 現在，觀想，隨著每一次吸氣，每一顆閃閃發光的白水晶，都向著你額頭上的青金石或藍色蘇打石傳送出一道強烈且明亮的光芒，擴大了它的能量。吐氣時，讓全身放鬆下來。這樣反覆做三分鐘。

9. 接下來，將注意力集中在你的第三眼脈輪，開始持續發出「嗡（om）」這個音（在心裡默念或發出聲音皆可），同時觀想，隨著每一次吸氣，你前額中央的青金石或蘇打石的深藍色能量就跟著這個聲音流進你的第三眼脈輪。每一次吐氣，將前額的緊張或緊繃感釋放掉。一開始至少持續這樣做三分鐘。之後，再慢慢把時間拉長。

10. 完成以上步驟後，安靜保持這個清醒覺知狀態一段時間。然後，觀想那道白色光環慢慢融進你的身體。當你覺得準備好了，就可以張開眼睛，依照擺放時的相反順序，將石頭收起來。

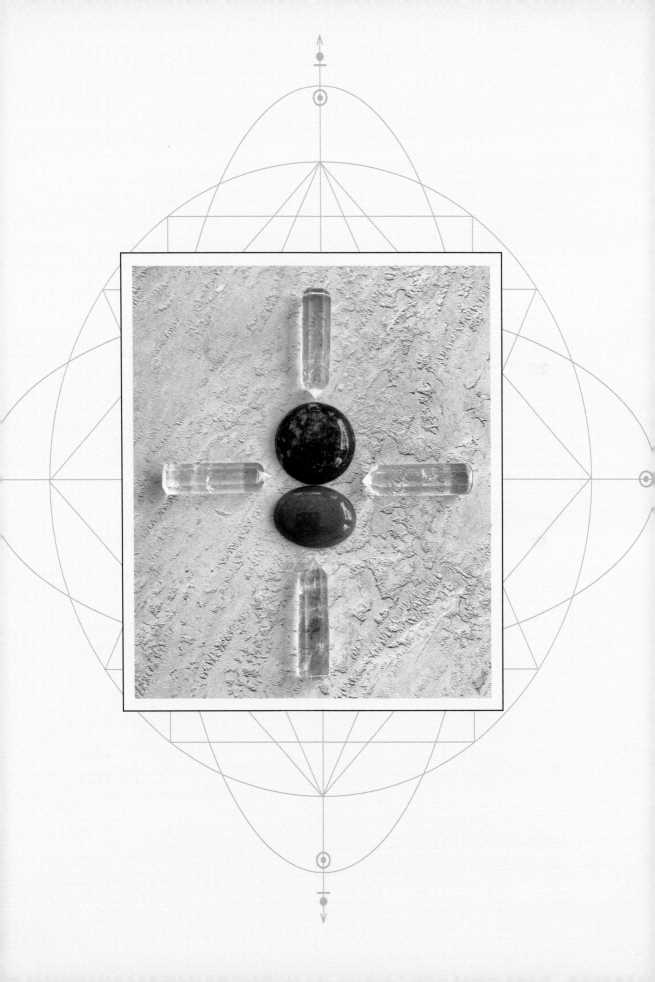

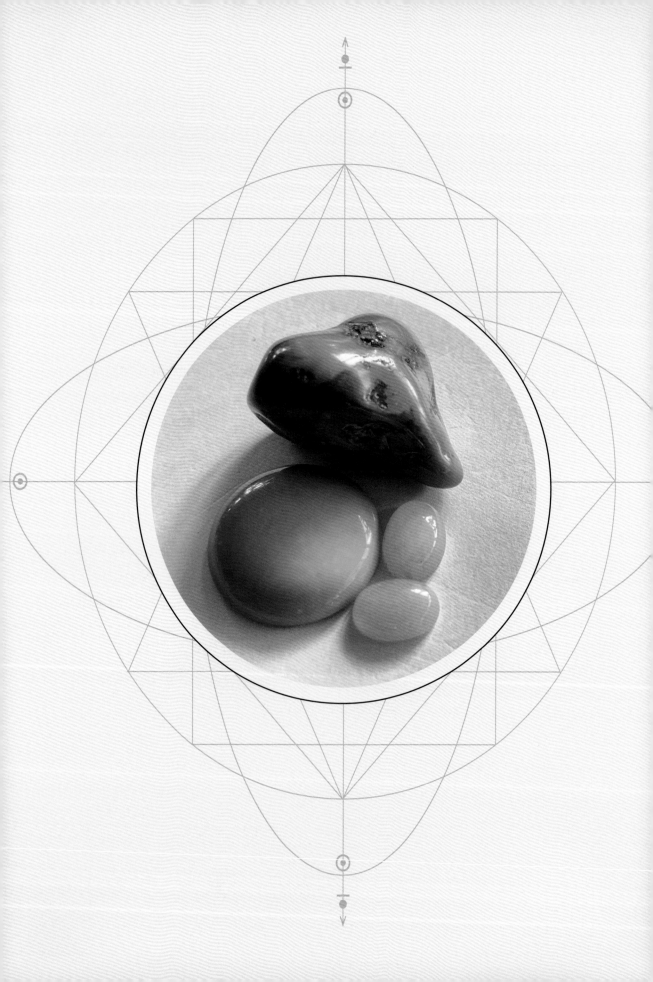

綠松石或天河石
TURQUOISE OR AMAZONITE

溝通水晶

綠松石（Turquoise，亦稱土耳其石）或天河石（Amazonite）是屬於喉輪的礦石，有助於開啟你與他人的溝通能力，釋放你內心隱藏和壓制的任何想法，幫助你更順暢表達自己，或對別人說出你靈魂最深處的真實想法。每當你因為恐懼、尷尬、羞恥，或任何其他類似情緒而拒絕表達真實自己，這些沒有被說出的想法就會進入卡在喉嚨，阻塞你的喉輪。

喉輪阻塞，通常就是導致喉嚨、頸部、耳朵、下顎、嘴巴、肺部，以及支氣管毛病或疾病的根本原因。它可能會表現為：喉嚨痛或喉炎、呼吸困難、咳嗽不止、腺體和頸部腫大，甚至是更複雜的問題，比如喉癌。雖然這些毛病或許有其物理原因，但如果能將喉輪的阻塞清除，活化喉輪使其恢復正常功能，那麼對於物理原因和疾病本身的療癒都會有幫助。

喉輪也有助於調節甲狀腺功能，因此，如果喉輪阻塞，可能會導致甲狀腺功能減退、荷爾蒙分泌不足、體重增加、過度疲勞和肌肉無力。同樣的，如果它過度活躍，也會導致甲狀腺功能亢進，身體新陳代謝過快，體重急速失控下降、消化道問題以及心跳加快等症狀。

綠松石或天河石不僅有助於打開喉輪，當你需要釋放卡在身體、心智體或情緒體裡面的東西時，它也非常好用。因為它可以吸收或消除我們身體或心智頭腦裡各種負面的東西，將負能量吸收到石頭內部。因此，當你用綠松石或天河石來處理這類負能量之後，一定要記得做淨化，將負面能量全部清除。一般做法是，只要將負能量送入地底下或用煙燻法來淨化即可。

以下介紹的喉輪療癒法，是用綠松石和白水晶來打開或刺激喉輪，你可以幫他人做，也可以自己來進行。

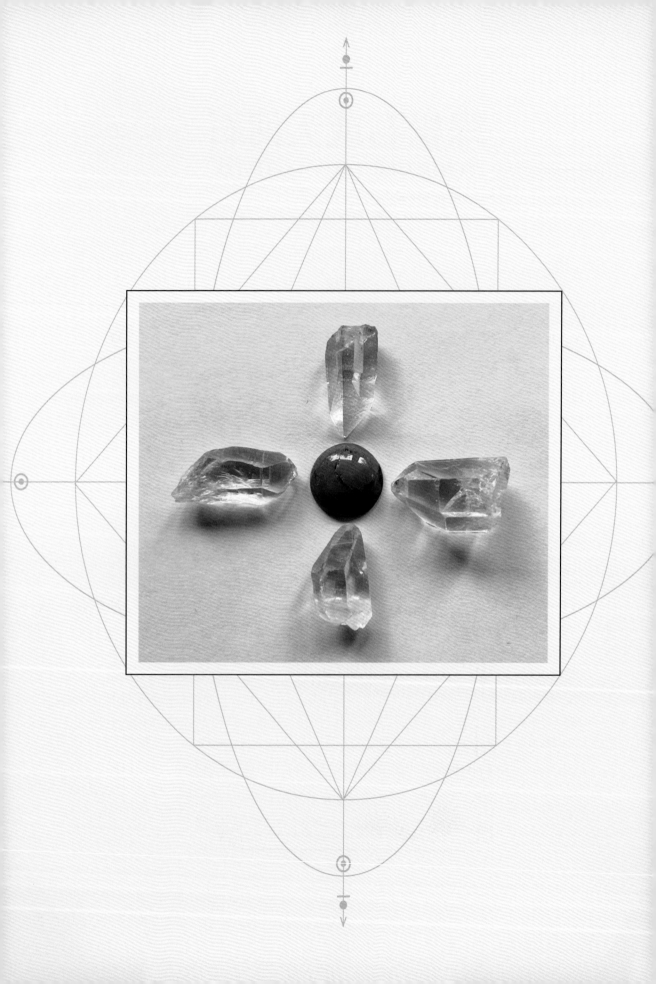

用綠松石和白水晶打開喉輪

1. 仰臥，雙腿不要交疊，脊椎保持正直，臉朝上。全身放鬆，將注意力集中在你的呼吸上，直到你感覺自己完全專注。

2. 在身體四周擺放四顆、六顆或八顆單尖白水晶，晶尖朝向你的身體。其中一顆水晶放在頭頂上方，另一顆放在腳底下方，其餘的平均放在身體兩側。觀想它們在你身體四周形成一個充滿力量的能量場，散發出明亮的光。

3. 接下來，將綠松石放在喉輪位置（頸部正中央）。雙手放在肚臍上，開始持「結手印」（Granthita or Knot Mudra）。雙手交握，小指、無名指、中指相互交錯。食指與拇指指尖相觸，形成一個左右手互鎖的圓圈。為了增加此手印姿勢的效果，你可以在兩手掌心之間握一顆雙尖白水晶，如果是單尖白水晶的話，晶尖請朝向手臂。

4. 接下來，觀想你身體四周的水晶將它們的能量全部集中成一道光束，射向你喉輪上的那顆綠松石，將它的能量放大。這樣觀想至少一分鐘。

5. 現在，吸氣時，觀想這顆綠松石的飽滿能量進入你的喉輪，將它打開、使它活化，同時持續發出小聲的 ham（hahm）這個音。吐氣時，全身放鬆，讓所有的負面能量隨著吐氣釋放掉。持續這樣做，至少二十分鐘。

6. 完成以上步驟後，觀想白水晶的能量場完全融進你的身體裡面。然後，睜開眼睛，依照擺放時的相反順序，將白水晶和綠松石收起來。

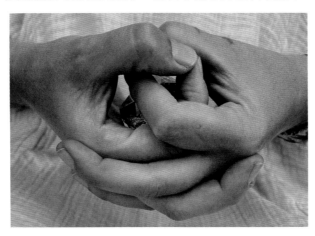

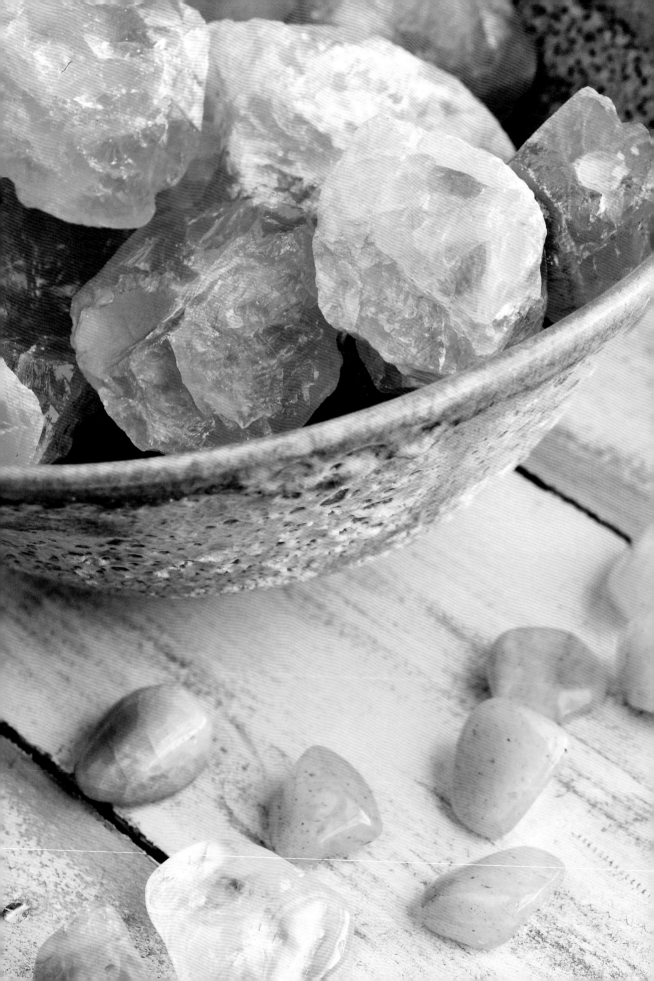

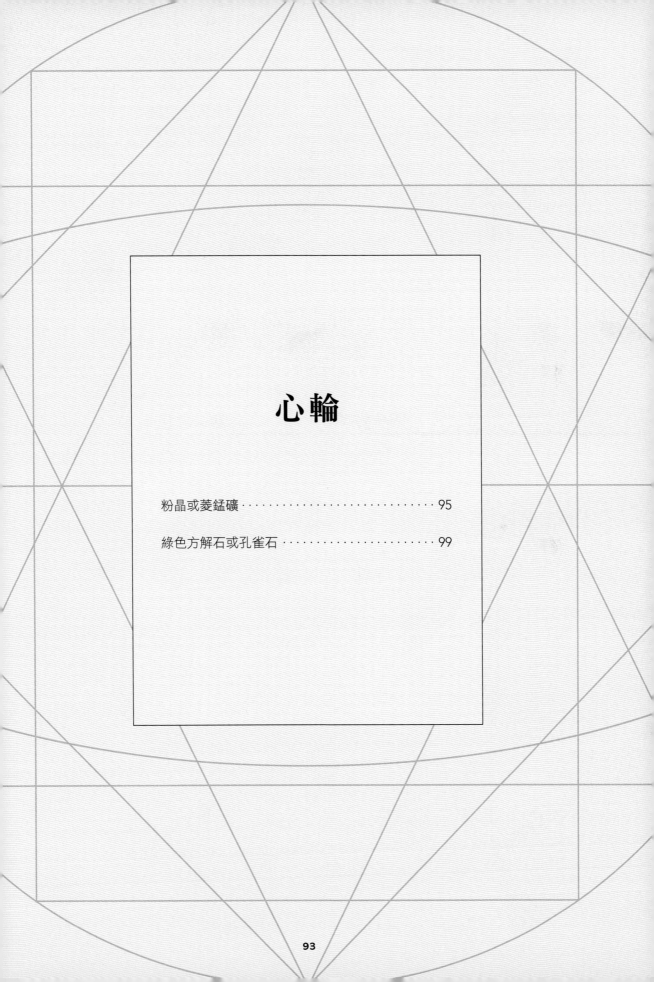

心輪

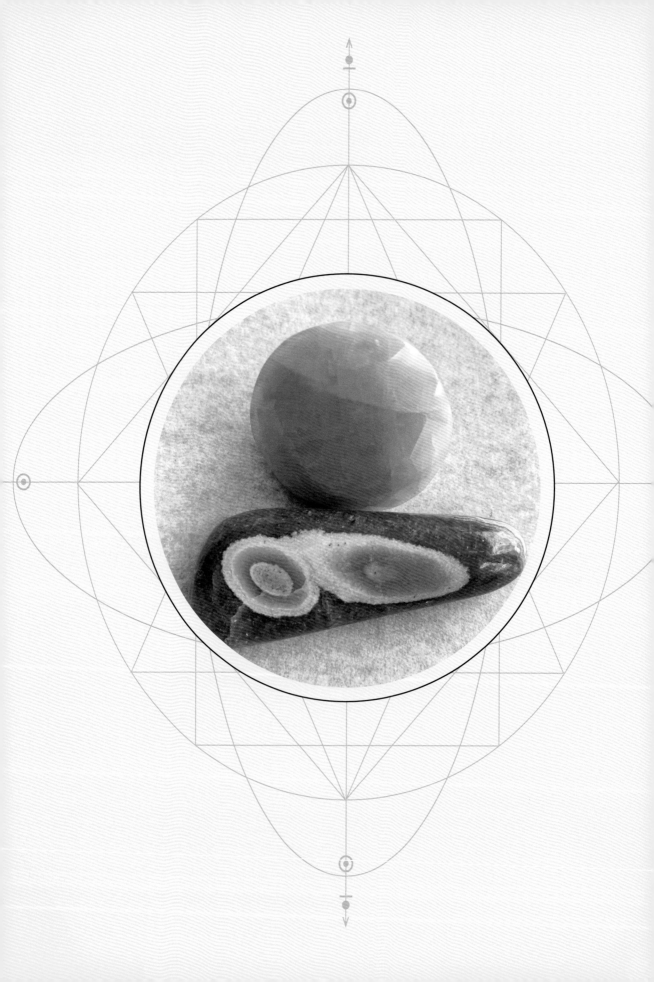

粉晶或菱錳礦
ROSE QUARTZ OR RHODOCHROSITE

愛的水晶

　　位於胸腔中央的心輪，剛好在物質界的三個下層脈輪與精神界的三個上層脈輪之間，形成一座橋梁。心輪打開，有助於上下層脈輪天與地能量的統合。有了這種敞開與圓融，你就能成為一個無所畏懼、充滿自信、有愛心、悲憫心、善解人意、仁慈的人；就算你生活在凡塵俗世之中，也會變得充滿靈性，你在物質塵世當中的一切經驗，都會是神性的一種展現。

　　雖然傳統瑜伽學派認為心輪的對應顏色是綠色，但所有粉色水晶、礦石或石頭，也都有助於打開心輪。無論是不透明、甚至完全透明無色的粉晶，也都適用。如果需要加強接地性，則可使用顏色較飽和的菱錳礦（Rhodochrosite）。

　　粉晶（Rose quartz）是你的基礎療癒工具包裡不可缺少的一種水晶。除了能夠打開心輪，當你覺得需要為你的療程添加一點溫和、舒緩的質地時，都可使用粉晶。例如，如果有人受創傷後壓力症候群之苦，粉晶可以幫助他們撫平痛苦的記憶。它能幫助我們的情緒體和一部分有形肉體變得更為敞開，讓人更能夠自我接納，因為感到安心而放下內心的執著。當你需要為冰冷和疏離帶來一點溫暖，但又不想使用紅色、黃色或橘色這類火元素較強的礦石，那麼粉晶、菱錳礦，或其他粉色系水晶會非常好用。

打開心輪很重要，因為它能讓我們擁有善解人意和愛的心靈品質。我們的心，跟心智頭腦、第三眼以及頂輪一樣，是智慧的根源。每一種智慧根源都各自從不同的視野來看待世間事物：第三眼是從超越大腦思想的角度來觀看，敞開的心輪是從愛的角度和內在深層自我來觀看，兩者的融合為我們帶來更完滿的智慧。能量活躍充沛的心輪，是通往真實自我經驗的門戶；它能讓你與神性合一，而那神性就是你自身存在的中心，也是宇宙的存在核心。當你在進行水晶療癒的時候，你所提取的智慧是否來自心輪和第三眼，乃是治療的關鍵。

　　對於情緒問題的療癒，粉晶可以說是最重要的一種水晶。它有助於讓那些未被人們察覺、或一直被壓抑的感覺浮現到意識表層，同時也有助於往下挖掘更深層次的情感。它可以消除我們內心的愧疚感，讓我們更接納自己、接納別人、接納外在的生活環境。粉晶和菱錳礦也有助於消解仇恨、驕傲自大、絕望、覺得自己不被愛或冷酷無情的感覺，任何可能導致不和諧和疾病的情緒狀態，都可以用這兩種水晶礦石來化解。

　　由於敞開的心輪能為我們整個生命帶來平衡，因此，在每一次水晶療程的開始和結束，最好都能在心輪位置擺一顆粉晶、一顆白水晶，或是其他粉色礦石，以確保這個脈輪能夠時時保持活躍和敞開。

　　在你的水晶療癒基礎工具包裡面，一定至少要有一顆能夠平穩擺在心輪位置的粉晶。因為當我們在處理情緒問題時，粉晶非常重要，能夠擁有四顆或六顆更好；這樣你就能將它們擺在身體四周，形成一個被愛圍繞的能量場。你可以使用較大尺寸的塊狀粉晶，也可以用直徑只有幾公分的小顆滾石。如果你的目的是要用粉晶來引導能量方向，那你可以使用四顆大約 5 公分的晶尖型粉晶。

　　以下介紹一種簡單有效的水晶療癒法，有助於刺激和打開我們人體最重要的能量中心，也就是心輪。

以粉晶療癒受傷的心

1. 在舒適的平面躺下來，仰臥，雙腿不要交疊，脊椎打直。也可以採用坐姿，脊椎保持挺直，臉朝前方。在身體周圍放四顆白水晶，晶尖向內對著身體，有助於擴大療程的效果。如果你採用臥姿，請將一顆白水晶放在頭頂上方，另一顆放在腳底下方，身體兩側各放一顆。如果是坐姿，請將第一顆白水晶放在身體前方，另一個放在背後，身體左右兩側各放一顆。

2. 接下來，將一顆粉晶放在胸口中央的心輪上。如果有晶尖，請將尖端朝著你頭部的方向。如果你是採用坐姿，可以配戴一顆粉晶項鍊，但是鍊子要夠長，讓粉晶剛好垂在你心輪的位置上。

3. 將你的右手掌放在粉晶和你心輪的位置上，好像你正在為自己祈禱祝福。將你的左手放在左腿上，手掌朝上，做出接收的手勢。然後將另一顆粉晶或白水晶放在左手掌心。如果這顆水晶有晶尖，請將尖端朝著手臂方向。

4. 現在，閉上眼睛，開始緩慢、輕柔、深沉地呼吸。吸氣時，想像你吸進來的空氣通過負責接收的左手流入你的身體，為你的心輪充電。吐氣時全身跟著放鬆下來，將所有的緊繃感全部釋放掉。持續這樣做，至少三分鐘。

5. 接下來，每一次吸氣時觀想，有一道柔和的粉色光芒隨之流入你的全身，讓你整個人充滿了愛、接納、慈悲的能量。然後觀想，它從你身體裡面溢出來，以柔和的粉色光芒將你整個人環繞包圍起來。吐氣時放鬆，在心裡重複默念這些句子（每一次吸吐就念一句）：「我是慈愛的」、「我是被愛的」、「我就是愛」。持續這樣做，至少維持三分鐘，最多二十分鐘。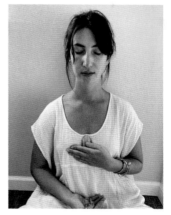

6. 完成後，將注意力轉移到呼吸上。隨著每一次吸氣，想像這些充滿慈愛的粉色光芒和能量，全都聚集到你靈魂的核心之中。

7. 準備好後，睜開眼睛，依照擺放時的相反順序，將水晶收起來。

受傷的心往往是疾病之根；
醫治心，疾病即得療癒。

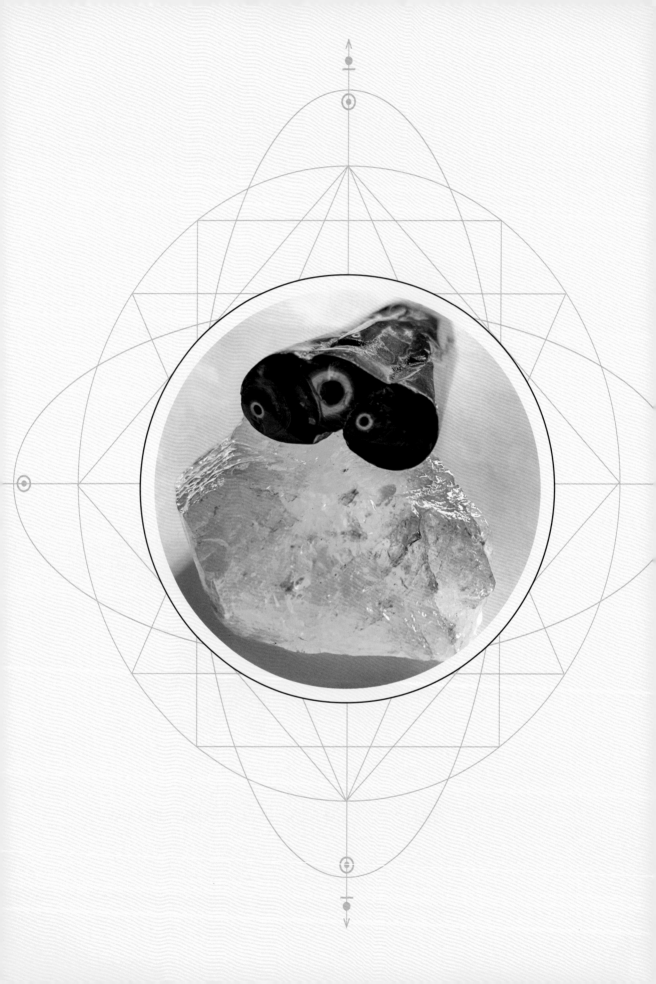

綠色方解石或孔雀石
GREEN CALCITE OR MALACHITE

心的滋養石

　　所有綠色水晶或石頭都具有開啟心輪的作用。綠色水晶或礦石通常是針對實際的心臟問題，而粉晶或粉色礦石通常作用在心的情感面。不過這並非一成不變的規則，你必須跟你的心、心輪以及礦石直接做感應，看自己想使用哪些礦石。

　　綠色孔雀石（Green Malachite）或綠色方解石（Green Calcite）對於消解和治癒發燒、感染、發炎、疼痛、憤怒、焦慮，以及其他本質屬火的病症，是非常好用的礦石。它們都有助於緩解骨折、扭傷、身體痙攣、或深度割傷等傷害。你可以將它們直接放在受傷部位上，同時用白水晶來消除疼痛和其他反應。在使用綠色水晶時，如果需要增加定根接地特性，請使用孔雀石；如果需要較溫和的舒緩，請使用綠色方解石。

　　所有的綠色晶體，包括孔雀石和綠色方解石，都可用來幫我們提升豐盛感和招財，尤其是配合視覺化觀想來用，效果更好。它們也能召喚大自然天神與地球神靈，傳送天然的修復與滋養能量。這些大自然精靈和天神都跟水晶特別親近，當祂們受到召喚，都能在你進行水晶療癒時指導你，助你一臂之力。

　　若要療癒跟心臟有關的生理疾病，請使用孔雀石或綠色方解石。你可以將它們直接擺在心輪部位或放在實際心臟的位置上，然後觀想它們的能量進入心肌及其周圍的靜脈和動脈。你也可以在針對心臟的療程中加入石榴石（Garnet）或其他紅色水晶礦石一起使用，用它們來掃描檢查是否有堵塞或其他功能障礙。若在療程中加入紫水晶，則可提升治療效果。

　　心臟出毛病，原因大多包含了心理、情緒以及身體的種種因素在內。因此，在療癒心臟問題時，使用其他水晶一起來處理這些問題是非常好的方法。例如，一個人若經常處在發怒和高血壓的狀態，且主要攝取的食物是紅肉和醣類，那你可以試著用水晶來降低怒氣和高血壓，並藉由水晶視覺觀想法來幫助他們改變飲食習慣，同時療癒他們的心。

　　以下這個方法，是直接用綠色孔雀石來處理心臟問題。你可以自己一個人做，也可以幫其他人做。

孔雀石
心臟療癒

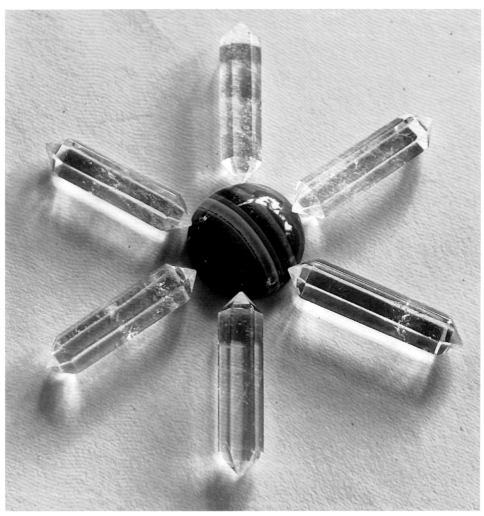

1. 採坐姿，脊椎保持挺直，雙腳平放在地面上。

2. 在身體周圍擺放四顆、六顆或八顆白水晶，晶尖朝向身體。一顆放在你正前方，一個放在背後，其餘等距放在你身體兩側。這些白水晶有助於集中和擴大綠色孔雀石的效果。

3. 接下來，將綠色孔雀石放在你的心輪上（胸部中央位置）。你可以用佩戴孔雀石項鍊這個方法，讓石頭固定在你的心輪位置。閉上眼睛，將注意力

放在呼吸上。每一次吸氣，想像這顆孔雀石的能量（以綠光的型態）進入你的心輪，填滿你整個心輪，然後充滿你的全身。每一次吐氣，讓身上所有的緊繃感全部隨之放鬆。這樣做至少三分鐘。

4. 現在，雙手置於胸口前方，持「大象神甘尼夏手印」（Ganesha Mudra），也稱熊握手印（Bear Grip）。左手掌心朝外，右手掌心朝內對著左掌心，然後用右手手指握住左手手指，雙手手指彎曲相扣，形成一個拳頭形狀。

5. 接下來，吸氣，然後將氣深深吐出，吐氣時兩隻手同時往外拉緊，但雙手不要完全分開。同樣維持在胸口的位置。然後，做一個緩慢、深長的吸氣，吸氣時將拉緊的手放鬆。就這樣以緩慢的速度重複做六次。每一次吐氣，小聲發出 yam（yahm）的聲音。

6. 做完六次緩慢的吐氣吸氣與雙手交替拉緊放鬆之後，接下來兩手反轉，變成右掌心朝外、左掌心朝內。與上個步驟相同，一邊吐氣一邊將雙手手指相互往外拉緊，同時小聲重複發出 yam 這個聲音，吸氣時雙手放鬆。這樣重複做六次。

7. 正反兩面都至少要做六次。如果你有力氣，而且也想要這樣做的話，可以正反兩面都各加做六次。如果你想要再往上加，記得要以十二次為基數（也就是正反各加六次）。

8. 完成後，睜開眼睛，以清醒的意識，將水晶依照擺放時的相反順序收起來。

這個療癒練習，對於強化你的心臟功能以及打開你的心輪，特別有效。它有助於療癒所有造成心臟毛病的各種原因，讓心臟功能趨於恢復正常。你也可以把紫水晶加進來做這個療癒，只要將原本放在身體四周的四顆白水晶換成紫水晶即可。

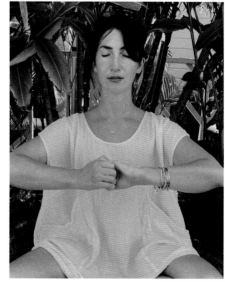

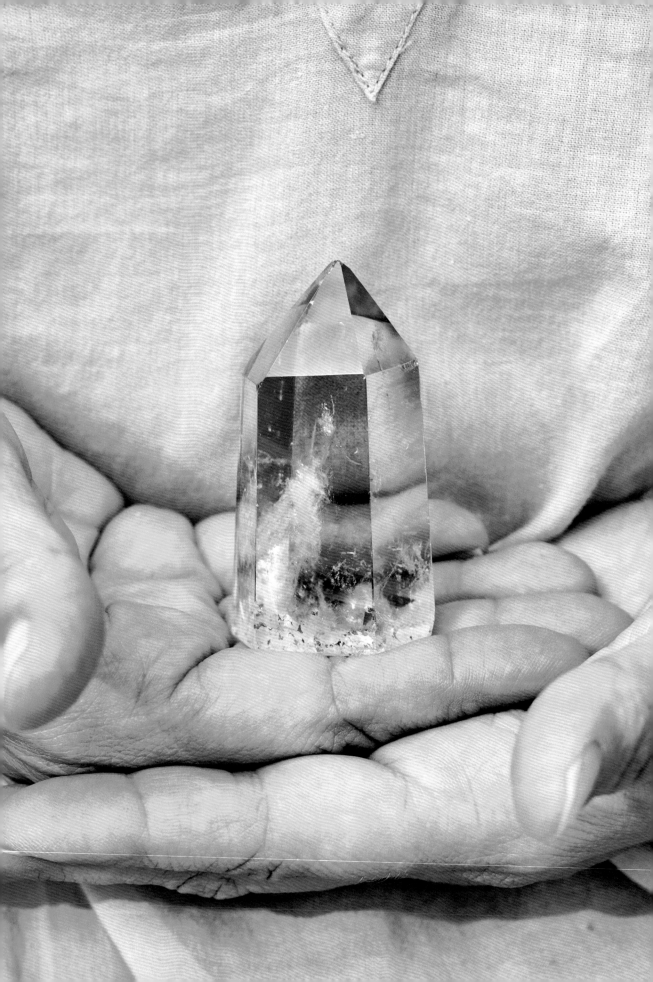

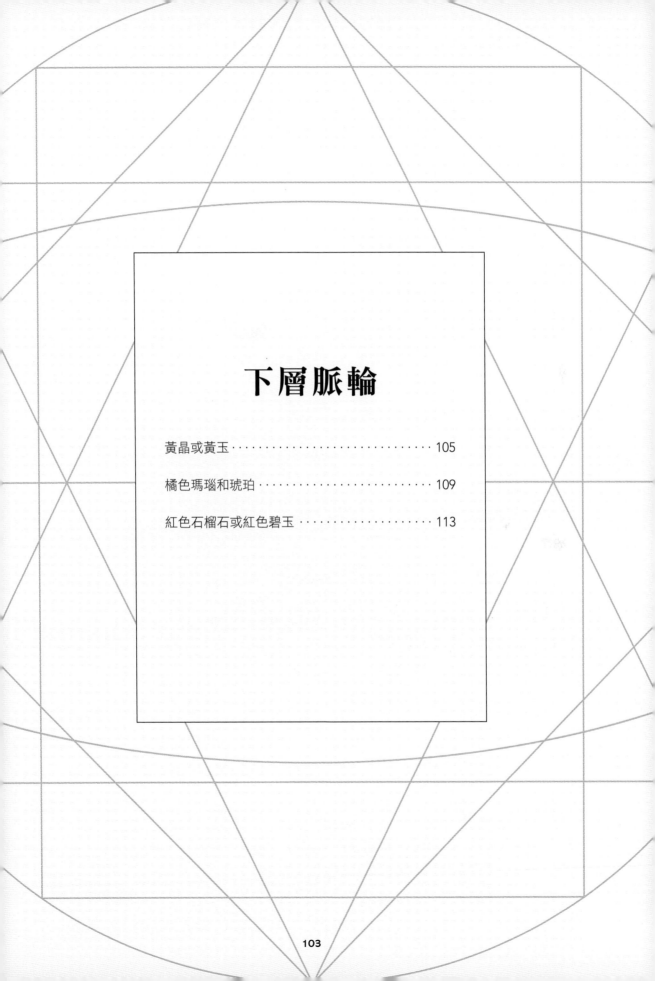

下層脈輪

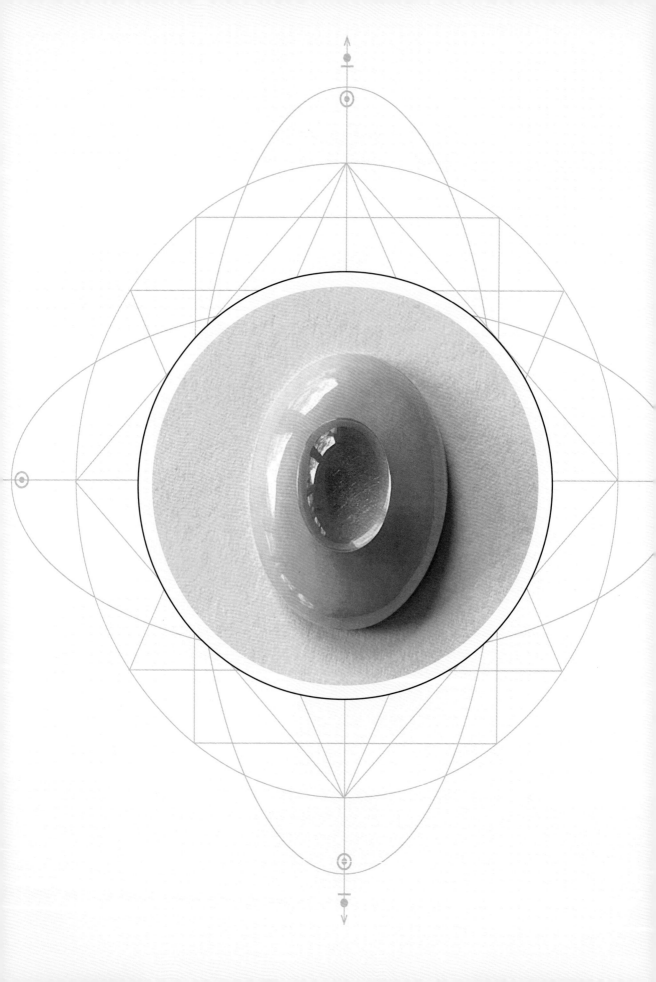

黃晶或黃玉
YELLOW CITRINE OR YELLOW JADE

能量水晶

每一種黃色水晶和石頭，都有助於增強精微體和身體的神經系統。黃晶（Yellow Citrine）、黃色拓帕石（Yellow Topaz）和黃色方解石（Yellow Calcite）這類透明礦石，有助於提升風元素的特性，使人心神振奮。黃玉（Yellow Jade）、黃色虎眼石（Yellow Tiger Eye）等這些不透光的石頭，則帶有較多土元素特性，有助於接地扎根。當神經系統處於緊張壓力狀態，最好的紓解方法就是為它補充能量使它恢復平靜。如果你手上只有透明的黃色系晶礦，你可以搭配煙晶或其他具有接地特性的礦石一起使用，來協助鎮靜。

黃晶在處理胃輪（肚臍或肚臍上方約 5 公分處）方面的問題，力量非常強大。它能提振我們精微體當中的陽性能量，減輕憂鬱心情，為我們注入歡喜愉悅的感覺。無論是精微能量體或肉體上感覺寒冷，包括思想上或感覺上的冷酷感，黃晶都能為我們帶來溫暖。胃輪失衡或虛弱，往往會讓人畏縮膽怯、怕東怕西，或是完全相反——控制欲過強且易怒。習慣對人發出被動攻擊、缺乏自我價值感、或是內心隱藏很深的羞愧感，這些問題可能都是臍輪虛弱無力或失衡所致。

胃輪或臍輪是否活躍有力，對我們來說非常重要，因為胃輪強健有力，生命能量才能在我們全身順暢流動。我們身體有 72,000 條精微神經匯聚在肚臍，然後藉由這數千條精微神經通道將生命原力帶到全身各處。它也是我們體內能量轉換的重要中心，我們體內精微能量流動的比例和濃度，就是在這個地方進行調節的。因此，如果這個能量中心因為壓力、怒氣、不正常飲食，或其他種種因素而損耗枯竭，就必須重新提振它的能量。

一般來說，胃輪如果功能失常，我們就很難將精微能量提升到更上層的脈輪，進而提升我們的覺知意識。若要處理這個問題，你可以將一顆黃晶放在胃輪的位置，同時在喉輪、第三眼脈輪，以及頂輪的位置分別放上綠松石、藍色青金石、紫水晶（或其他同色系水晶）。

以下介紹一個黃晶療癒法，有助於活化我們的精微神經系統和胃輪。你可以嘗試連續三十天做這個療癒。如果需要加強接地性，可以改用黃玉。

用黃晶來強化神經系統

1. 在舒適的平面躺下來，採仰臥姿勢，面部朝前，雙臂平放於身體兩側，掌心朝上，雙腿平放不要交疊。

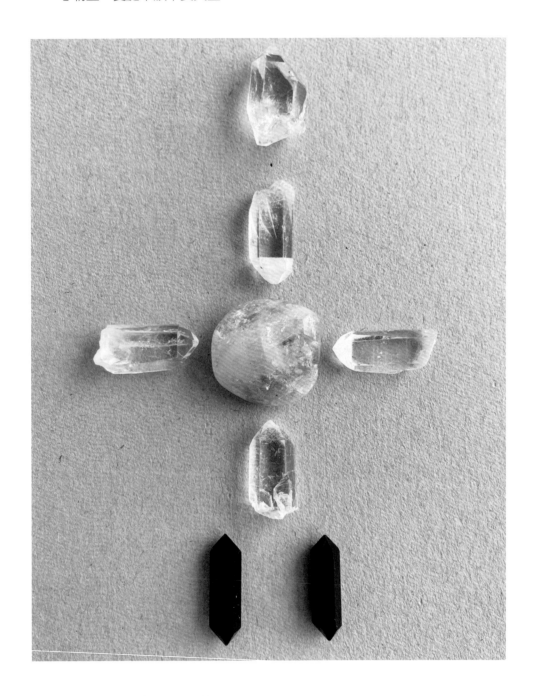

2. 將一顆單尖白水晶擺在頭頂上方，晶尖朝上。一顆煙晶放在腳底下方，晶尖朝下。然後在身體兩側相同高度的地方各放一顆單尖白水晶，以此方法，在身體四周形成一個具有保護性且平衡的能量氣場。

3. 將注意力集中在呼吸上。觀想，當你吸氣時，這個水晶能量場的強度也隨之增強。每一次吐氣，讓你的腹部隨之放鬆。如此重複至少十一次緩慢而深長的吸氣和吐氣，直到你感覺腹部完全放鬆為止。

4. 接下來，將一顆單尖黃晶擺在肚臍上，晶尖朝頭部方向，這樣它釋放出的精微能量才能流到上層脈輪。接著，在這顆黃晶的上、下、左、右各放一顆白水晶，左右兩顆要與黃晶平行同高，四顆白水晶的晶尖全部朝內。

5. 現在，雙手持「明目手印」（Rudra Mudra），食指、無名指與大拇指指尖相觸，中指和小指往外伸直。這個手印有助於強化胃輪，幫助我們建立自信、提升個人力量和能力感。如果要增加此手印的效果，可在持手印時於左右掌心各放一顆單尖白水晶。吸氣時將力量和能量吸入你的身體。吐氣時放鬆，並小聲發出 ram （rahm）這個聲音。這樣持續做至少三分鐘。

6. 完成後，閉上眼睛休息片刻，讓其效果在你全身精微神經系統中循環流動，然後，慢慢張開眼睛，鬆開手印。將水晶依照擺放時的相反順序收起來。

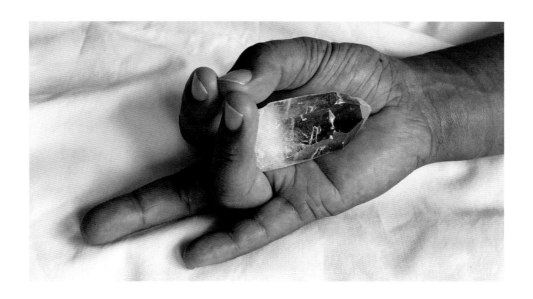

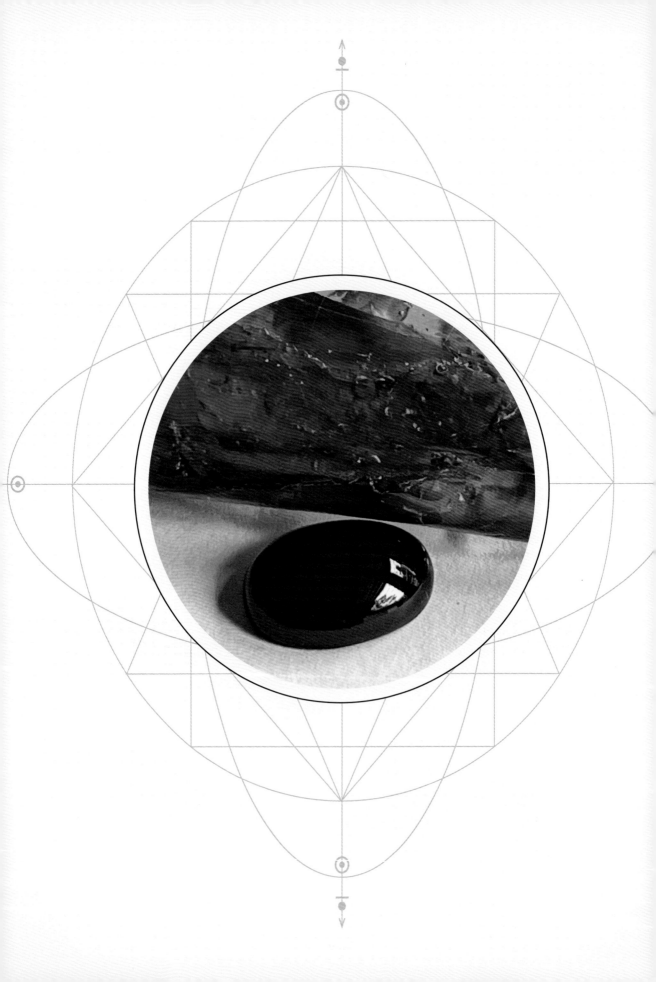

橘色瑪瑙和琥珀
ORANGE CARNELIAN AND AMBER

顯化水晶

　　所有的橘色系水晶和石頭，都有助於刺激或打開臍輪。這個能量中心位於肚臍下方約五到八公分處以及性器官所在的部位。臍輪對應水元素，負責連結、處理、整合從海底輪接收的地球能量，以及精微神經系統的情緒能量。這個能量中心對應的顏色是橘色，它是激情、浪漫、創造力以及親密關係的本居地。如果這個脈輪封閉堵塞或沒有開發，此人可能會將性與愛混為一談，無法建立成熟的情感界限，需要去掌控別人。臍輪對應腎臟、腎上腺、泌尿道、腸以及下背部，跟權力、金錢和性相關聯，也是顯化與創造力的中心。

　　橘色瑪瑙（Orange Carnelian）是石英家族的成員之一，也是用來處理臍輪問題的極佳水晶。生殖能力和性能力提升，也會讓人更有信心、創造力、動力、耐力、熱情以及勇氣，更有能力在生活中實際將夢想顯化成真。

　　橘色琥珀（Orange-toned Amber）可以幫助我們提升創意和顯化夢想的能力。同樣對應太陽的能量，跟紅玉髓的激烈火元素特性相比，橘色琥珀的能量相對比較溫和、溫暖。它能讓我們在處理臍輪問題時，不至於引發太多對抗和恐懼。橘色琥珀向來被稱為「女性之石」，它可以用來處理所有跟女性生理有關的問題。分娩中的婦女也可以使用，將橘色琥珀握在手中，或是用項鍊戴在身上，有助順產。它跟綠松石一樣，都可以吸收和轉化負面能量。

　　以下介紹的這種水晶療法，有助於刺激和療癒腎上腺、腎臟以及泌尿道的任何問題。它能提升你的力量和耐受力，讓你更容易將夢想與渴望顯化成真。它也有助於於激發性欲，幫你解決性方面的問題。

用橘色瑪瑙來療癒腎上腺、腎臟、泌尿道和性方面的問題

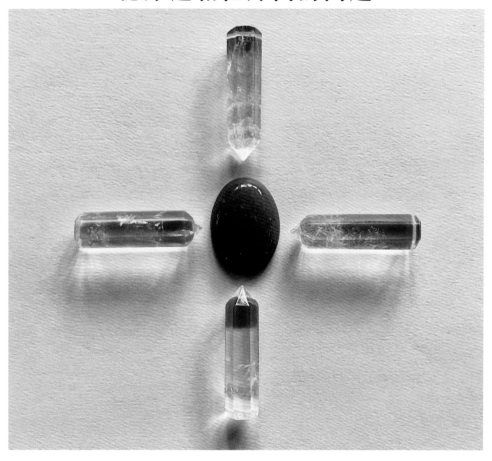

1. 找一個舒適的平面躺下來，面部朝上，雙腿平放不要交疊，雙臂平放於身體兩側，掌心朝上。

2. 在身體四周放置四顆單尖白水晶，晶尖朝向你的身體。其中一顆放在頭頂上方，另一個放在腳底下方，身體兩側各放一顆，高度要相同。你也可以使用八顆單尖白水晶，其中四顆依照前述擺法，剩下的四顆平均等距放在身體兩側，這樣你的身體左右兩邊就會各有三顆白水晶。

3. 閉上眼睛，觀想這些白水晶的能量全部連成一線，在你身體四周形成一圈具有放大和保護作用的白光能量場。每一次吸氣，觀想你將這個具有庇護效果又能量充沛的白光吸入你的體內。每一次吐氣，放鬆你的身體。重複這樣做，直到你感覺自己完全放鬆。

4. 現在，睜開眼睛，將一顆橘色瑪瑙放在腹部，也就是恥骨上方的位置。如果瑪瑙有晶尖，將尖端朝腳的方向，讓你可以連結地球的能量。現在，瑪瑙四周放置四顆具有能量擴大作用的白水晶：一顆在上，一顆在下，然後兩邊各放一顆。

5. 接下來，在左右掌心各放一顆瑪瑙或黃晶、白水晶。如果晶體有晶尖，請將尖端朝你手臂方向，讓能量可以傳輸到你體內。閉上眼睛，觀想有一條連接線，從你掌中的那顆水晶連到你腹部的橘色瑪瑙。

6. 現在，把注意力集中在你的呼吸氣息上，觀想它在這顆瑪瑙和你的第二脈輪進出流動。想像，每一次吸氣，都為這顆瑪瑙充電，並將它的能量放大。每一次吐氣，讓你的骨盆和背部尾椎部位放鬆，想像所有的負面能量從你的骨盆流出，進入地底下。這樣做重複做十一次深長緩慢的鬆弛吸吐。

7. 接下來，想像在這顆瑪瑙底下，你身體的臍輪裡面，有一個正在旋轉的橘色圓盤。每一次吸氣，觀想這個精力充沛的圓盤隨著吸氣愈來愈擴大、轉速也愈來愈快。每一次吐氣，小聲持續發出 vam （vahm）的聲音，這是臍輪的神聖音聲。至少持續七分鐘，或直到你整個腹部、骨盆和下背部全都充滿這能量充沛的橘色光芒。感受這道橘光將充沛的療癒能量注入到你的腎上腺、腎臟、泌尿道以及性器官。在進行觀想的過程中，持續放鬆你的骨盆、腹部和下背部。

8. 完成後，想像這道橘色光芒往外擴大，流遍你全身上下。當你感覺全身都被這道強大的橘光充滿，請重複對自己說這句肯定語：「我有自信、有創造力，也充滿力量。」至少持續三分鐘，然後讓自己沉浸在這強大的能量之中，靜靜躺著休息。

9. 當你覺得準備好了，就可以張開眼睛，依照原先擺放時的相反順序將水晶收起來。

10. 如果你是女性，想解決跟生殖有關或其他女性方面的問題，那可以將瑪瑙改成琥珀，依同樣方法來進行這個療程。把每一處放置瑪瑙的地方，都改用琥珀代替。當你觀想那個旋轉的橘色圓盤時，改成觀想一個明亮的琥珀光環，隨著轉速的加快而愈來愈明亮，光芒擴大延伸到全身。吐氣時仍然重複發出 vam （vahm）這個音。但是肯定語的部分請改成：「宇宙之母在我體內光芒閃耀。我是感性的，我充滿創造力，而且豐盛富足。」

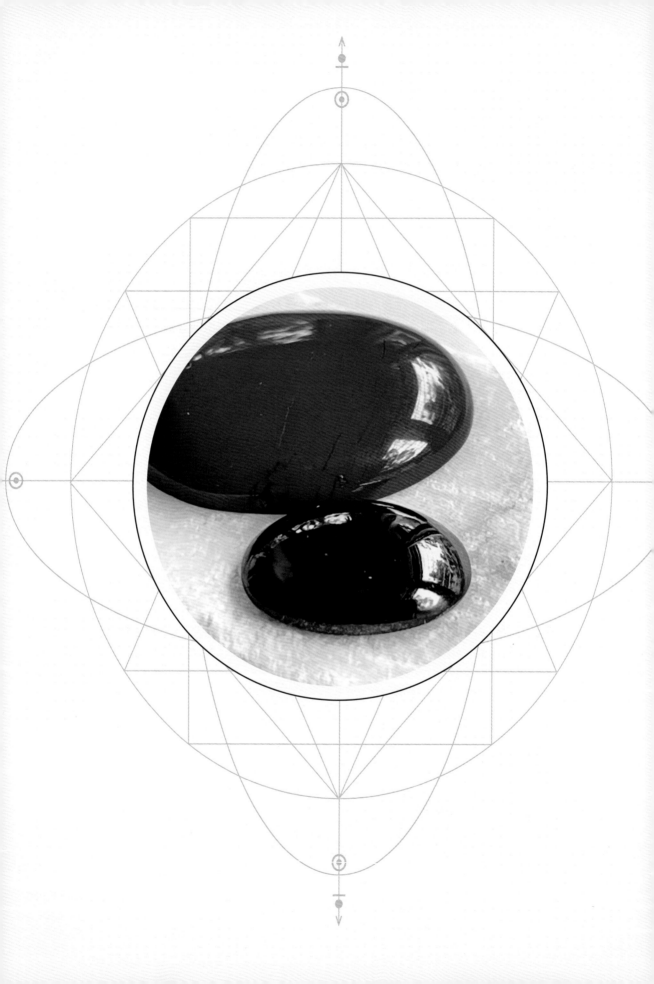

紅色石榴石或紅色碧玉

RED GARNET OR RED JASPER

安全感水晶

　　所有的紅色系水晶，都是對應土元素，可以用來打開或刺激海底輪，也就是在脊椎尾端和最末三節椎骨位置的能量中心。這個脈輪主掌我們的內在安全感，海底輪如果活躍，我們便能充滿自信，在這世間生存與繁榮發展。因為它能讓你穩固扎根於現實的基礎上，為你帶來精神活力和體力；它能夠增強你對身心不適狀態（illness）的抵抗力，提升對於疾病（disease）的免疫力。海底輪與你的基礎本能相關聯，因此也與性欲有關，但比較是跟基本需求的滿足有關，而不是情感關係和親密感方面（此與臍輪相關聯）。如同頂輪的能量能夠往上流動連接天界，海底輪的能量也會向下流動延伸到地底之下。

　　紅色石榴石（Red Garnet）是用來打開和平衡海底輪的絕佳水晶。將它放在脊柱底部，可以幫助你打開這個部位的堵塞，因為這個脈輪如果阻塞，你會經常感到不安與沒有安全感。當你感覺精力渙散，覺得身心疲憊，很多負面消極的想法、貪婪欲求很多、情緒偏執，或是因恐懼心理而引起的任何症狀，都可以使用紅色石榴石來活化這個能量中心，轉化這些情緒感覺。

　　如果覺得紅色石榴石的能量太過激烈，也可以改用紅色碧玉（Red Jasper）代替。紅色碧玉除了帶有石榴石的火元素，也結合了更多的土元素在內，因此能夠讓過於活躍的海底輪鎮定下來。

　　紅色石榴石，也有助於治療血液或心血管系統方面的病症。要解決這方面的問題，可以將紅色石榴石直接放在動脈或靜脈阻塞的地方，不要放在海底輪的部位或附近區域。如果是血液回流到心臟腔室方面的問題，可以將紅色石榴石放在心臟部位。如果是血流無法順利流到身體各個部位，可以將紅色石榴石放在缺乏血液的區域，有助於恢復血流順暢。當然，任何涉及心臟和血液疾病的毛病，都應該先諮詢醫療專業人員的意見。

如果是身心上的不適，表現為冷漠或感覺遲鈍等這類問題，可以利用紅色石榴石、紅寶石（Ruby）或其他紅色系水晶或石頭，來提升熱度和療癒。當你在進行身體掃描時，你一定能夠感受得到，那些失衡和生命力枯乾的區域會有一種冰冷的感覺。你可以在這些部位放上紅色石榴石或其他紅色水晶，直到你感覺到那個部位回復溫暖。石榴石、紅寶石或其他紅色石頭，都能讓遲鈍窒塞的器官恢復活力，消解抑鬱感、疏離感以及絕望感。

　　紅色石榴石或紅寶石有助於療癒男性生殖系統的毛病，以及一般的男性陽痿問題。它也對膀胱、尾骨、雙腿、膝蓋、雙腳和脊椎（尤其末端三塊椎骨）非常有幫助。它可以平衡與消除我們會陰部肌肉、靜脈、神經和動脈等部位的負面能量或疾病，有助於刺激這些部位，使其恢復活力。

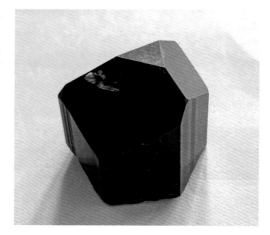

以紅色石榴石來提振生命力與個人力量

1. 仰臥，面部朝前，雙臂平放於身體兩側，掌心朝上，雙腿不要交疊。

2. 將四顆或八顆經過紅色編碼的單尖白水晶放在你的身體四周，每顆相距大約三十公分，形成一個強固的能量場。晶尖朝向你的身體，一顆放在頭頂上方，另一顆放在腳底下方，其餘等高等距放在身體兩側，尖端也是向內朝著身體。觀想，這些水晶彼此連接起來，在你身體周圍形成一個力量強大的紅光能量場。

3. 接下來，將紅色石榴石放在你的兩隻大腿間、脊柱底端的位置，如果這顆水晶有晶尖，請將尖端朝腳的方向。然後，為了均衡第一脈輪的激烈能量，請在心輪位置放一顆淺綠色方解石。

4. 現在，雙手結「智慧手印」（Gyan Mudra），食指與大拇指尖相觸，其餘手指伸直。當你開啟這個治療的強大效力時，這個手印姿勢可以為你帶來平靜、耐受力以及穩定性。你也可以在持此手印時，雙手掌心各放一顆單尖白水晶，晶尖請朝手臂方向。

5. 現在，閉上眼睛，將注意力集中在呼吸上。觀想，你吸進來的氣開始流入那顆綠色方解石和你的心輪，使你整個胸腔放鬆下來。每一次吐氣，讓下背部、臀部、骨盆、腹部，以及任何感覺緊繃的部位全部放鬆。想像這道呼吸氣息往下流過你的全身，然後從腳底流出，注入地底下。持續這樣做三分鐘，或是直到你感覺整個人都很放鬆。

6. 接下來，將注意力轉到靠近脊柱底部的紅色石榴石。每一次吸氣，想像它的能量流入你的第一脈輪，讓它發出明亮耀眼的紅光。每一次吐氣，觀想這道絢麗的紅光集合成一道紅色光束向下流動，變成一條強大的根，將你深深扎入地底下，生根定錨。這道地球能量會讓你感覺自己非常有力量、很有安全感、覺得很安心，而且很有效率。持續做這個觀想，至少維持七分鐘，最多一小時。

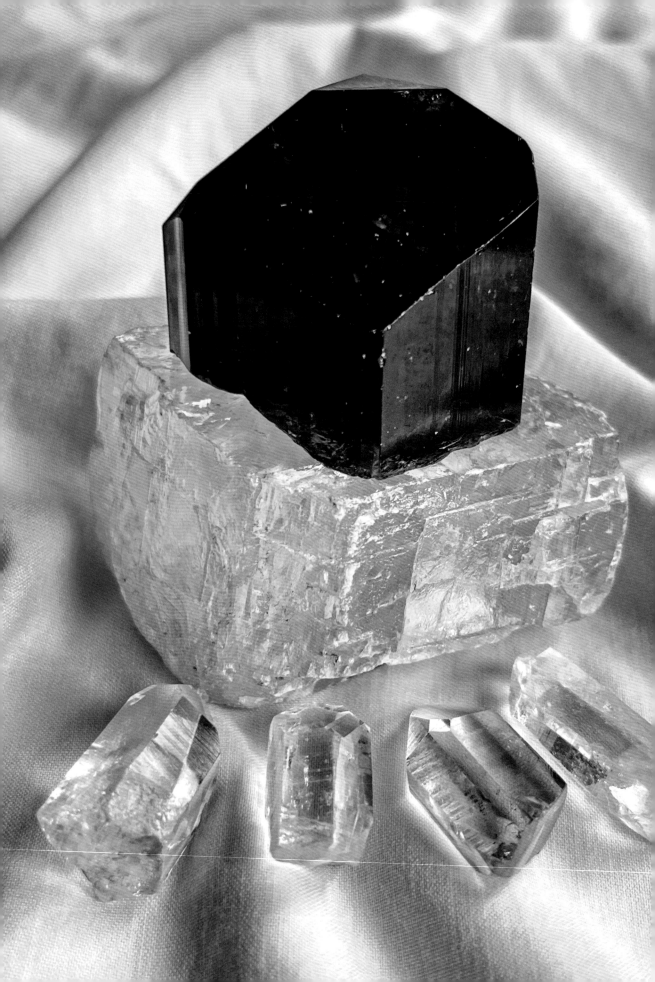

7. 完成後，鬆開手印，將原本握在手中的水晶放在旁邊。閉上眼睛，雙手掌心朝下，右手疊在左手上，然後雙手放在綠色方解石和心輪上。想像你的呼吸氣息現在在你的心輪流進流出。在心裡小聲對自己重複說這句肯定語：「我內心充滿愛，我很安全，而且很有力量。」持續這樣做至少三分鐘。

8. 當你覺得準備好了，就張開眼睛，依照原先擺放時的相反順序將水晶收起來。

　　進行這個療程時，要確定你的心輪和海底輪同樣保持在敞開狀態，這樣你的海底輪就不會過度受到刺激，變得太過活躍。心輪是所有上、下層能量中心的連結點與平衡點。當我們要打開第三眼脈輪和頂輪，要接取臍輪和胃輪的強大力量和性力，或是要啟動海底輪時，都必須確定我們的心輪足夠有力、足夠活躍。這就是為什麼我們在這個水晶療程中，要用綠色方解石來搭配紅色石榴石一起使用。

力量永遠要以愛來做平衡。

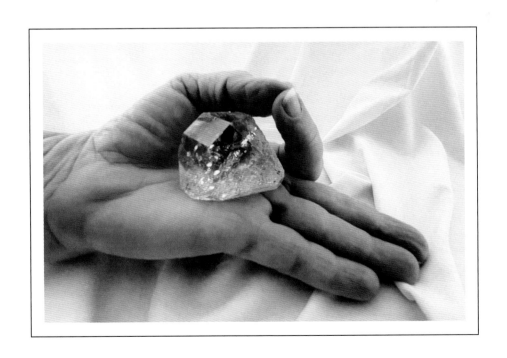

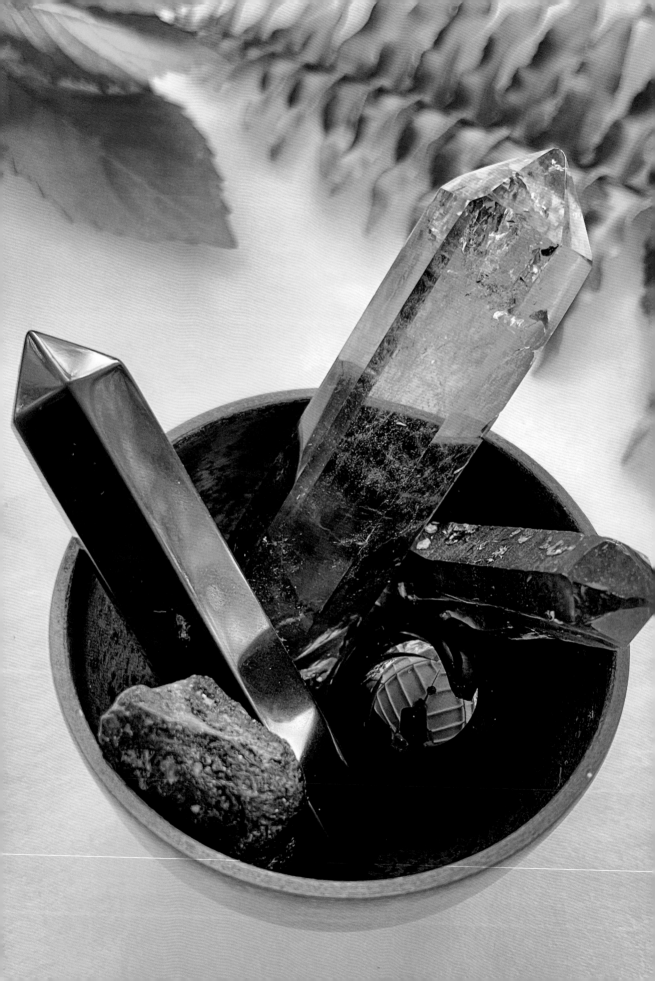

接地水晶

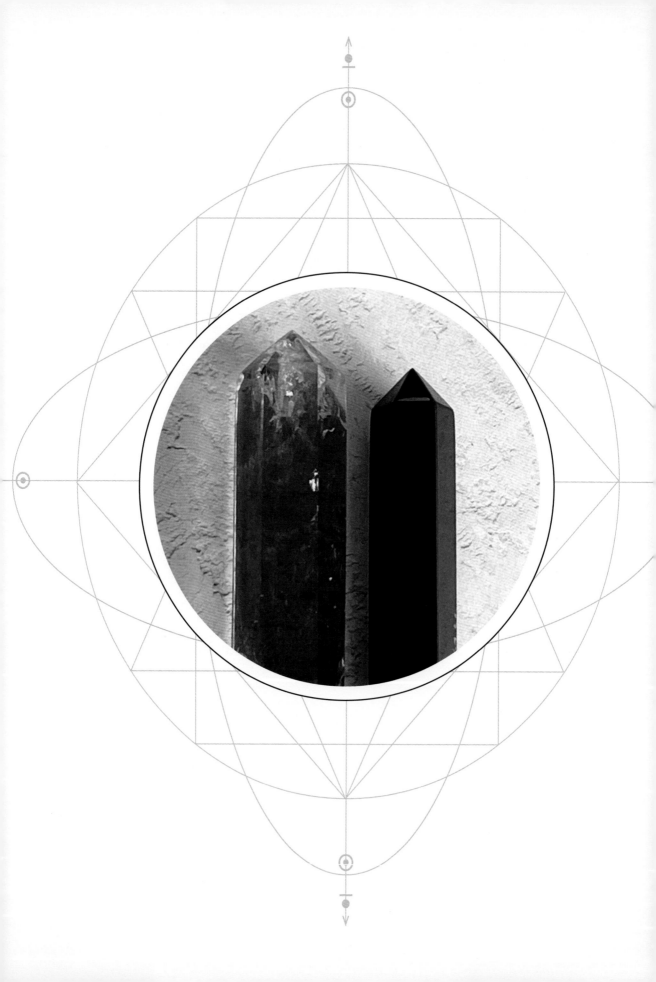

煙晶

SMOKY QUARTZ

能量水晶

　　煙晶是一種非常適合用來讓我們穩固接地的水晶，不管你是進行哪一種類型的療癒，讓能量落實下來穩固接地都是絕對必要的。你的能量愈能夠根植於大地，就愈有辦法利用它們的力量來接取更高層次的能量。如果你能進入主掌直覺和靈通力的第三眼脈輪，以及頂輪的廣闊覺知意識，就能接收更多訊息，來診斷和處理身體、心理和情緒方面的疾病與失衡。接地扎根能幫你平衡心輪的能量，使你有能力保持心輪足夠開放，來聆聽它的智慧，尤其是在情緒療癒方面。

　　穩固接地不僅可以幫助你接取更高層次能量中心的覺知意識，還能藉由地球的強大能量來活化你的整個精微能量體。當你活化胃輪，與精微體和身體的神經系統一起工作，它就能為你帶來平衡與鎮靜。

　　無論是處理身體、情緒或精神上的緊張或緊繃，煙晶都非常好用。它有助於緩解壓力、焦慮、過動情緒，或是舒緩因為某個脈輪過度活躍，以及疾病或身體狀況引起的躁動。在療程中若需要鎮定舒緩能量，也可將煙晶與粉晶和／或紫水晶結合一起使用。

　　煙晶以及所有褐色的石頭，都是對應我們身體上負責平衡和吸收地球磁力的次要脈輪（minor chakras），那些脈輪的位置就在我們雙腳足弓的中心部位。褐色石頭是能量轉換器，能夠調節來自大地的生命能量之強度和數量，同時將我們身體多餘的能量排放到大地之中。這種相續無間的調節流動，能為我們帶來一種穩定和安全的感覺，它可以讓你跟大自然的節奏保持一致與和諧。從心理層面來說，它能讓你直接與物質層面的現實相連結，為整個無形精微和有形物質身體同時提供安全和健康的基礎。刺激足部的能量脈輪，也有助於修復足部、腳踝和腿部的問題。

煙晶跟紫水晶以及其他有色石英一樣，都是經過數千年的大自然之功與礦物包覆而形成的，當白水晶在地球內部經過數百萬年的自然輻射照射，煙晶就這樣誕生了。煙晶有好幾種，從非常淺的褐色到非常深的不透明暗黑都有。德語、丹麥語、西班牙語和波蘭語所稱的煙晶是 Morion（墨晶／黑晶），顏色較深。在蘇格蘭凱恩戈姆山脈地區發現的煙晶稱為 Cairngorm Stone，顏色則是從黃褐色到純煙燻褐到灰褐色都有。無論你使用哪一種煙晶，顏色愈深，接地扎根的特性就愈強。

　　當你需要增強接地能量，讓整個人更穩定時，如果是採坐姿或站姿，可將煙晶放在腳邊或兩腳之間，如果是躺下來的仰臥姿勢，可以將煙晶放在腳底下方。如果水晶有晶尖，請不要指向你的腳，而要朝向跟腳相反的方向，然後觀想，這顆煙晶的能量深深扎入大地之內，與地球相連。如果想要將地球能量導入你的身體，請將晶尖朝身體方向。如果你只是想要在療程當中增加一點溫和的接地能量，可以使用顏色較淺的煙晶。如果想要深深接地扎根，請使用顏色較深的煙晶。

　　身體上若有哪些部位需要冷靜或舒緩，都可將煙晶直接放在那個部位上。要鎮定平復精神躁動的問題，可將煙晶與青金石或其他藍色水晶一起放在前額。晶尖請朝向下方。若要緩解持續性的情緒困擾問題，可將煙晶（晶尖朝下）跟一顆粉色或淺綠色水晶一起放在心輪位置。

　　以下介紹一個煙晶療癒法，當你感覺極度焦慮，身體、精神或情緒都非常激動，需要立即讓自己深深接地穩定下來時，可以試試這個方法。

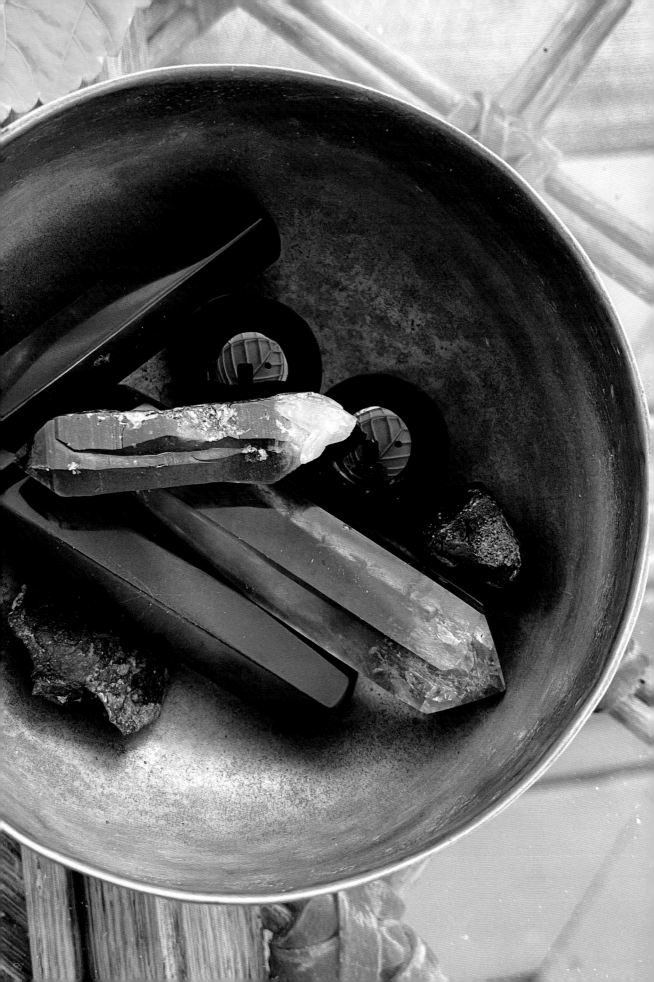

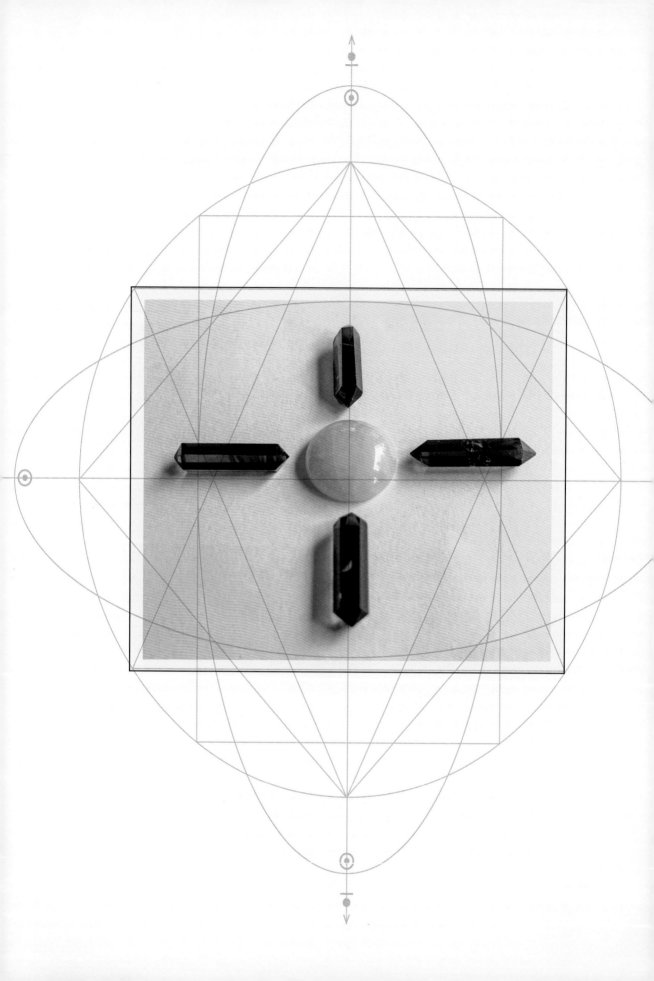

煙晶深度放鬆療癒法

1. 仰臥，脊椎保持正直，雙腿不要交疊，或是兩腿雙盤或半盤的姿勢坐在椅子上，脊椎打直。如果是坐姿，請將雙腿並排、平放在地面上。用四到八顆已經做過煙晶編碼成為黃褐色的白水晶，擺在你身體四周。晶尖朝外，這樣就能在此療程中將身上的緊繃感和其他負面能量導出體外。觀想，有一道土褐色的光，將你身體四周的每一顆水晶連接起來，形成一圈具有保護和舒緩作用的能量場。

2. 如果是仰臥，請將煙晶放在腳底下方，晶尖朝下。如果你有兩顆煙晶，可以左右腳各放一顆。如果是坐姿，請將煙晶放在雙腳之間，晶尖朝內。然後，將一顆粉晶放在胸部中央的心輪位置，作為平衡之用（如果是坐姿，可以戴一條鍊長 60～70 公分的粉晶吊墜項鍊，這樣粉晶會剛好垂在心輪的位置）。接下來，讓你的雙臂自然垂放於身體兩側，雙手各握一顆已做過煙晶編碼的單尖白水晶，晶尖朝向地面。閉上眼睛，想像你整個人被包覆在一圈柔和、土色的大光環之中。

3. 現在，將注意力放在呼吸上。不要用力，做一個深長、平緩的吸氣，想像你吸進來的氣穿過胸口那顆粉晶進入你的心輪。接下來，一邊發出「啊」的聲音，一邊吐氣，要不要發出聲音都可以，好像嘆一口氣那樣整個將氣呼出。同時觀想，隨著這樣的吐氣放鬆，那圈褐色、土色光環的能量從水晶流進地底下。持續重複這樣做，將平靜感聚集到你的心輪，然後讓這道柔和的褐色光像是生根一樣深深扎入地底下，你的雙腳、小腿、膝蓋後面、大腿、骨盆、腹部和下背部，全都非常放鬆。如果還有什麼不安的念頭或感覺，都可以透過這樣的觀想，將它全部釋放出去。整個過程大約進行十一分鐘，隨著你的練習次數愈來愈多，可逐次把時間加長到半小時。

4. 完成後，慢慢張開眼睛。將手上的水晶放在一旁，然後拿掉身體周圍的水晶，最後再把心輪上的粉晶拿下來。

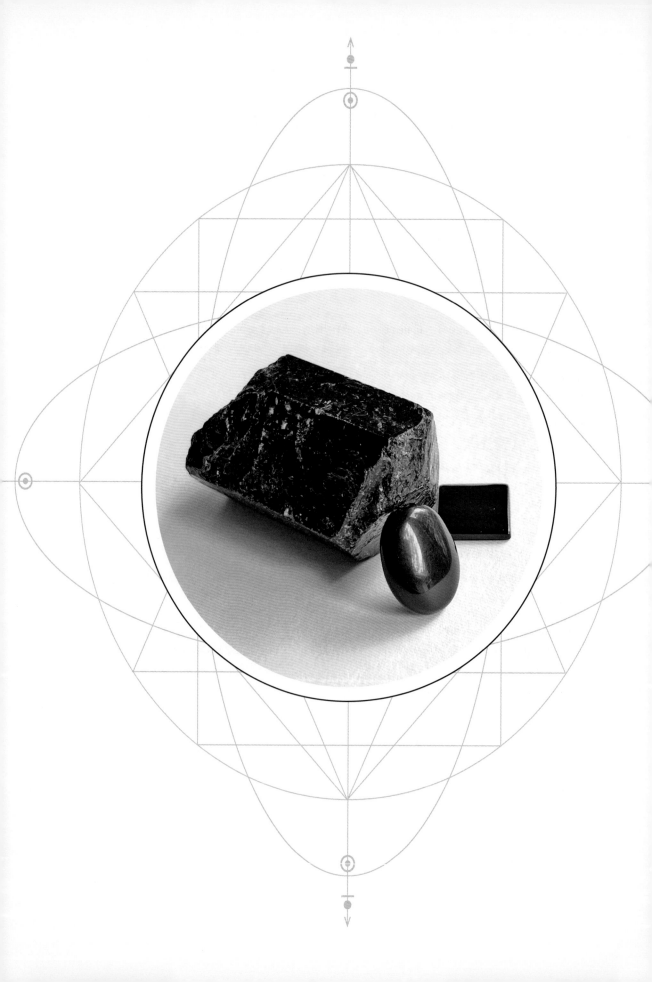

黑碧璽或黑瑪瑙
BLACK TOURMALINE OR ONYX

護身水晶

　　所有黑色水晶或石頭，都能提供庇護作用。黑碧璽（Black Tourmaline，亦稱黑色電氣石）是你的水晶療癒工具包裡面絕對不可缺少的一種礦石，它的力量非常強大，不僅能夠用來護身，還能作為擋煞避邪之用，幫你消除任何一種型態的負能量（包括肉體上、心智上、情緒上、精神上，甚至靈魂面），無論這個負能量多大多小。綠松石（土耳其石）是藉由吸收負能量提供庇護，黑碧璽則是將負能量從你的精微體往外用力投擲出去。黑碧璽除了能幫我們消解負面情緒之外，如果有人曾經有意或無意的，把我們捆綁在負面或具有傷害性的情感關係中，黑碧璽也能幫我們切斷這種精神心靈的纏結。我們可以利用黑碧璽的能量庇護場來阻絕任何心理的、情緒的以及精神的攻擊。我們可以把黑碧璽當作一根魔杖，用它來吸出我們身上的負能量，然後把它送到地底下，讓它在那裡轉化為正向能量。

　　黑色縞瑪瑙（Black Onyx，或稱黑瑪瑙）也是一種接地性非常強的石頭。跟黑碧璽一樣，它可以幫助消解我們心智上、情緒上、身體或精神上的負能量。將黑瑪瑙放在胃輪和臍輪之間的小腹上，可以用來阻止能量流失，預防疾病和不適。黑碧璽和黑瑪瑙都能為我們帶來深刻內省力，讓我們能夠無所畏懼地看清自己心靈中的陰影或地球的集體心靈意識。將黑碧璽和黑瑪瑙結合紫水晶和青金石、藍銅礦（Azurite）或是深藍色藍寶石（Sapphire）來使用，可提升我們的通靈能力。

　　以下就介紹一個黑碧璽水晶療法，不僅能夠護身避邪，也能幫我們消除負能量的束縛。解開那些耗能的精神綑綁後，我們整個人就能恢復活力，精微體裡面的病因也會因此消解。

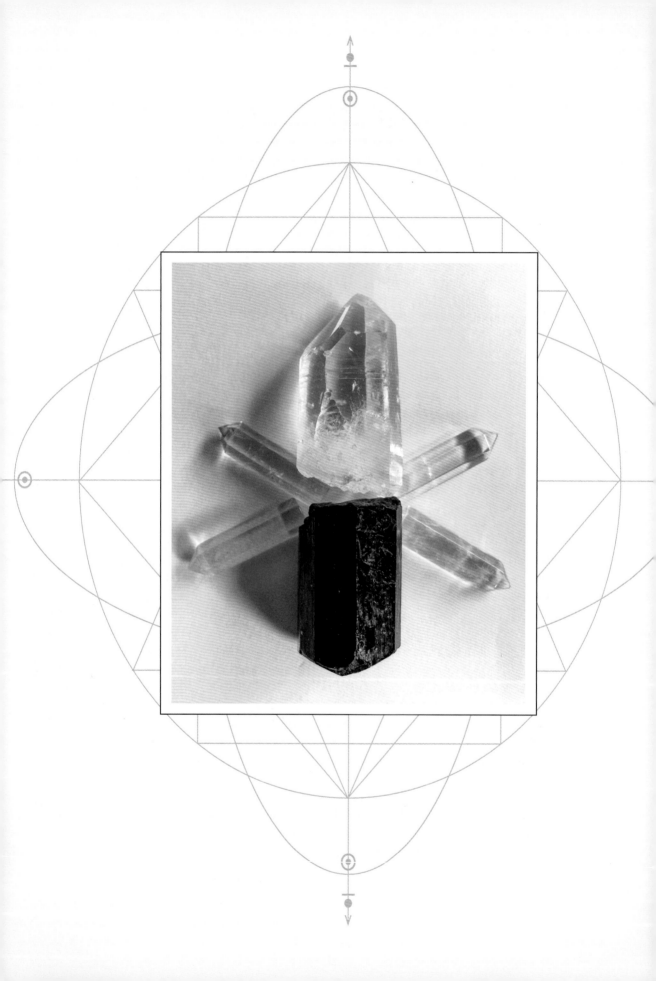

用黑碧璽來消除負能量

1. 躺下仰臥或脊椎打直坐著。在身體四周擺放四到八顆白水晶，晶尖朝外，也就是身體的相反方向。想像這些水晶的能量全部相連起來，形成一個明亮、強大、向外輻射的能量防護罩。你觀想的畫面愈清楚，這圈能量場就愈強大有力。

2. 接下來，把一顆雙尖白水晶擺在你胸部中央的心輪上。如果是採坐姿，可以佩戴純金或包金鍊子的雙尖白水晶，讓它為你帶來火元素和太陽的活力能量。它可以保護你的心輪，抵擋此療癒過程釋放出來的負能量之侵襲。

3. 當你清楚用觀想看到這個能量防護罩牢牢就定位之後，將一顆黑碧璽或黑瑪瑙放在你的肚臍上，也就是胃輪和臍輪之間的位置。如果它是單尖晶體，請將尖端朝下，向著地面方向。現在，在這顆黑色水晶四周上、下、左、右再各放一顆白水晶，晶尖全部朝外，形成一個十字形狀。然後，右手握一顆經過黑色能量編碼的單尖白水晶，可以幫助你將所有不好的能量都吸出來並排出體外；左手握一顆雙尖白水晶，來幫你接收你需要的訊息。

4. 閉上眼睛，觀想，這道由水晶礦石形成的能量防護罩，將所有試圖進入你體內的負能量全部阻擋在外。你也可以直接觀想那是某件事情、某個疾病或某個人，想像他們的能量試圖進入你的身體、心智體、情緒體、靈魂體時，被這座能量防護罩擊退。

5. 下一步是實際去消除你體內聚集的負能量，包括身體的、心智的、情緒的及靈魂的。首先，你要知道，你的防護罩不僅能阻止負能量進入，還能透過它的滲透式屏障，把你體內所排出的負能量驅逐出去。現在，閉上眼睛，做全身掃描，感受或感應一下你身體哪些部位可能有負能量存在。仔細看清楚，你身上哪些地方受到黑色能量的束縛。從你的心眼去看，是不是有哪個人或哪件事情深深埋在你身體裡面。掃描檢查你的全身，看看是否有哪些不舒服或病兆之處可能藏著負能量。感應或觀想一下，你是否正受到攻擊、是哪個部位可能正遭受攻擊。

6. 找到之後，先針對其中一個部位，用你右手的那顆水晶將那裡的負能量收集起來或將它拉出來，然後用力扔出你的防護罩之外。觀想這個負能量開始沉入地底下，在那裡被轉化成正能量。接著繼續做其他部位，直到每一處都清理乾淨。你自己一定很明顯會有感覺。在移動到身體下一個部位之前，觀想，有一束光從你的防護罩流入這個部位，以保護和療癒的光將它填滿。

7. 當你感覺所有需要清除負能量的部位全都清理乾淨之後，將你手上的水晶放在一旁，閉上眼睛休息至少三分鐘，緩慢吸氣和吐氣，讓氣息在你的心輪進出。觀想，你現在整個人非常澄澈乾淨且平靜，在清澈、療癒的光場之中靜靜歇息。

8. 完成後，張開眼睛，依照原先擺放的相反順序將水晶收起來。請特別注意，一定要把此療程使用過的水晶徹底淨化，以免有任何殘留的負能量回到你身上。

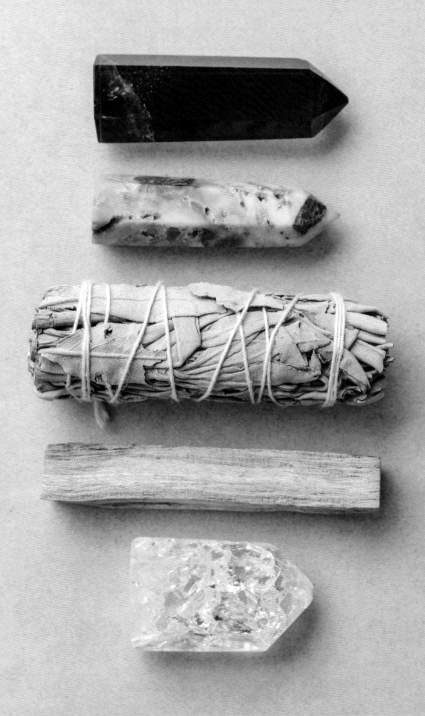

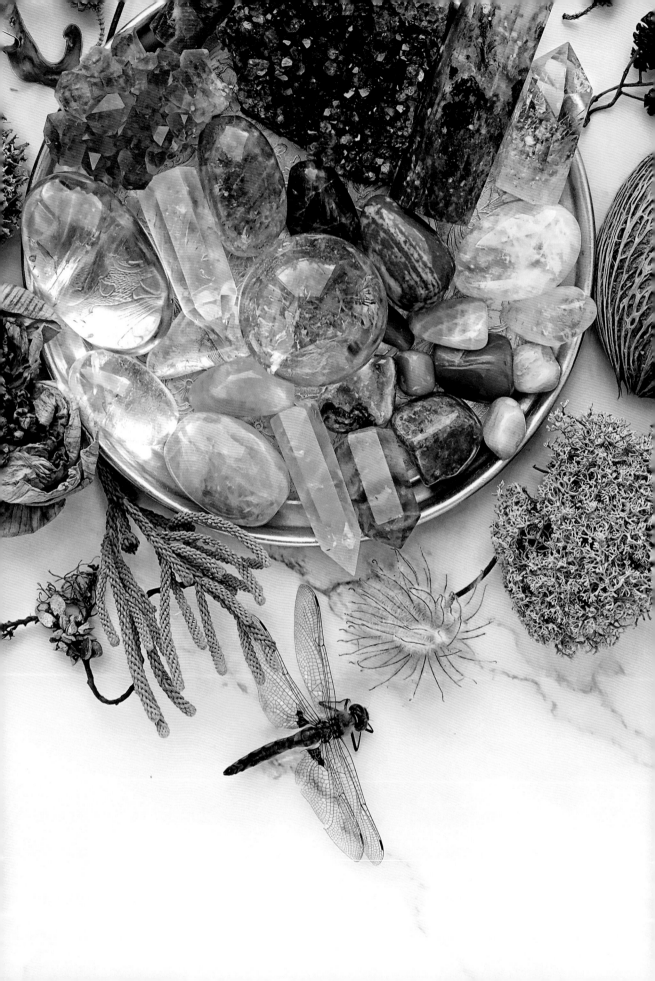

Chapter 6
加強版水晶療癒工具包

以下這份水晶礦石列表，是我們前面提過的「水晶療癒基礎工具包」的加強版，你可以根據這些內容進一步充實你的水晶工具包。我主要是依據水晶礦石的顏色、可對人體精微能量帶來加溫或降溫效果，以及它們所對應的脈輪，來進行分組；同時也會說明這些水晶礦石在情緒和生理治療上的特性（也就是能夠為生理和情緒帶來哪些療癒品質和功效）。你會發現，很多顏色相近的水晶或礦石，它們的治療功效和特性也非常相似，能夠處理的疾症病痛也大多相同。因此，當你在選擇這類療癒特性相近的石頭時，只要選擇你自己最喜歡、最吸引你的那種水晶礦石就可以了。

另外，還有「補充資訊」是引用其他人與這些礦石通靈所獲得的療癒特性（雖然我自己不會選擇這樣做）。任何水晶礦石皆然，如果你被某種特定礦石吸引，都可親身試驗，看看是否對你真的有效。

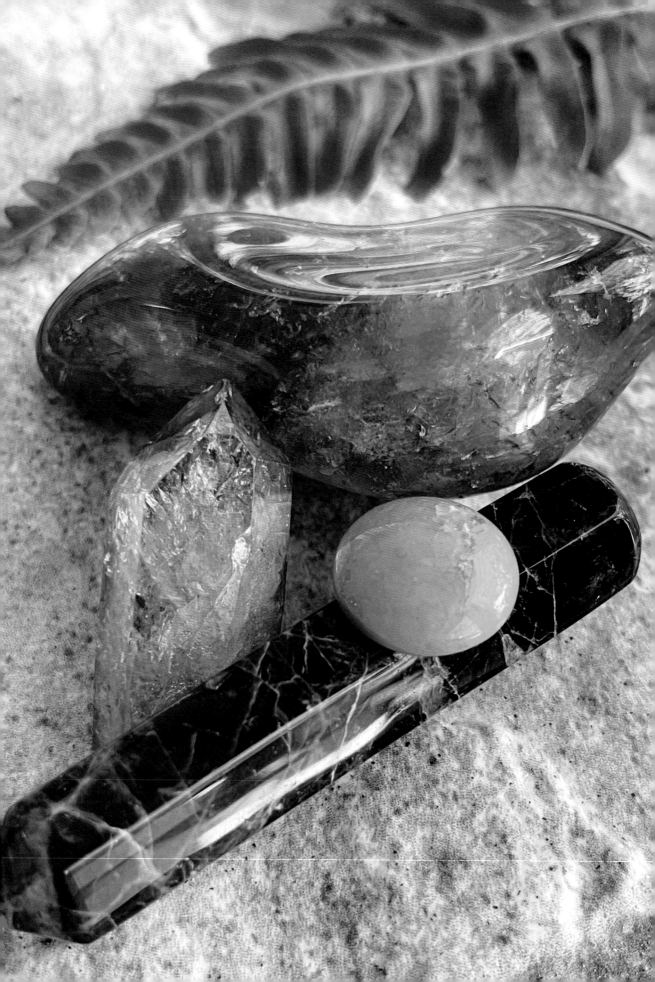

上層脈輪

頂輪

第三眼（眉心輪）

喉輪和／或第三眼

喉輪

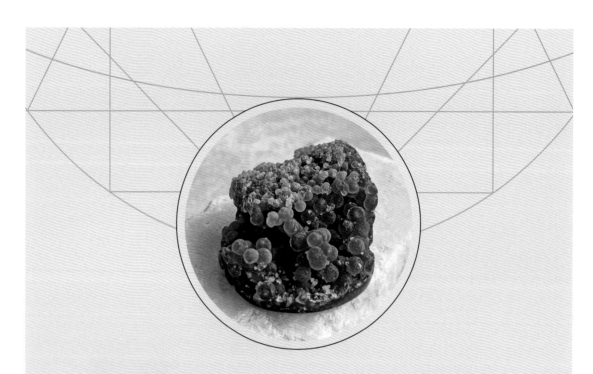

紫玉髓（PURPLE CHALCEDONY）

脈輪：頂輪和第三眼脈輪		
顏色：柔和的藍紫色	透明度：不透明	溫度：冷卻降溫
生理療癒特性：轉化負面消極情緒、解決一般問題；提升整體健康，處理腫瘤和腦部感染問題；緩解視神經和眼睛部位的發炎情況；淨化能量場。		
情緒療癒特性：使心情變得愉快開朗；平撫精神官能症與其他情緒障礙。		

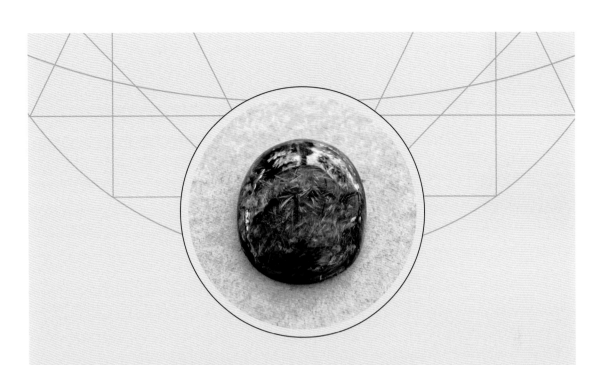

紫龍晶（CHAROITE）

脈輪：頂輪和第三眼脈輪，也可用於心輪		
顏色：紫紅色、藍紫色，有時帶粉紅色調	透明度：不透明，有時帶有貓眼效應（會隨光線改變顏色）	溫度：冷卻降溫
生理療癒特性：提振心情；轉化負面消極情緒、解決一般全身性問題；加強落地扎根的基礎穩定性，以平衡和提升上層脈輪的療癒效果；淨化能量場，緩解疼痛、緊張、頭痛與偏頭痛；鎮靜大腦中過度釋放的電流，以治療抽搐、癲癇以及腦膜炎；跟紫玉髓、紫玉、舒俱徠石及螢石相比，作用力和接地性都更大更強。		
情緒療癒特性：帶來明晰與洞見；建立自尊與自我價值感。		
通靈療癒訊息：調節血壓和脈搏（說明：針對此類問題，我通常會使用孔雀石、粉色紫鋰輝或粉晶、紅色系石頭；傳統上認為這幾種礦石與血液、心血管和脈搏的關聯性更高）。		

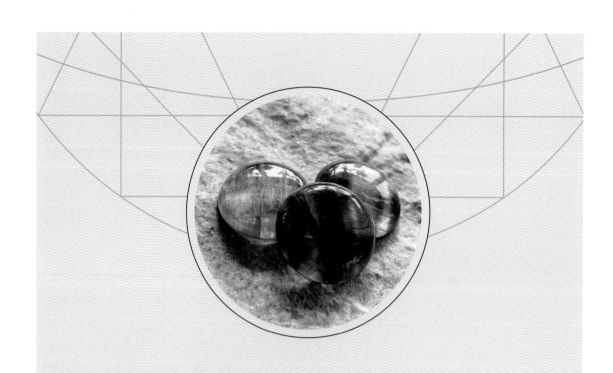

螢石（FLUORITE）

脈輪：溫和協助頂輪（紫色和白色系石頭）、第三眼脈輪（藍色系石頭）、喉輪（綠松石）、心輪（粉色和綠色石頭），以及臍輪（黃色石頭）之療癒；將不同顏色石頭混搭使用，可同時處理多個脈輪。		
顏色：淺紫到深紫，經常帶有綠色、藍色、黃色、白色或粉色	透明度：透明、半透明、不透明	溫度：全身冷卻降溫
生理療癒特性：緩和情緒、使人心情開朗、充滿活力；藍紫色螢石適用於頭部受到外傷、腦腫瘤、抽蓄發作、癲癇、腦膜炎、耳部問題以及下顎緊閉；藍色螢石適用於黏膜和呼吸道問題（感冒、流感、肺氣腫、肺炎）；綠色螢石可舒緩神經痛、潰瘍、皮膚潰瘍、葡萄球菌感染和帶狀皰疹；白色螢石可強化骨骼和鞏固牙齒，也可治療潰瘍；黃色螢石可鎮靜神經與精神錯亂。		
情緒療癒特性：所有顏色螢石皆適用，尤其是粉色和綠色效果更好，有助於穩定情緒、促進關係和諧、舒緩焦慮。		

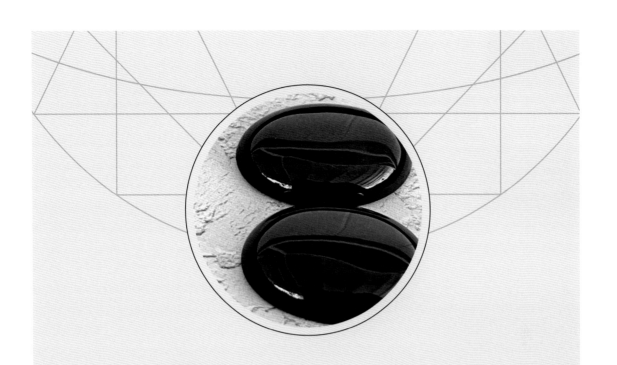

紫玉（PURPLE JADE）

脈輪：頂輪		
顏色：淺藍紫到深藍紫色	透明度：不透明	溫度：淺色可降溫；深色可輕微加溫
生理療癒特性：舒緩情緒；提升身體原本的療癒能力；增強身體抵抗力；舒緩緊張性頭痛和偏頭痛；減少抽蓄發作、癲癇，以及大腦內部的任何毛病；緩解耳痛、下顎緊閉以及眼睛問題。		
情緒療癒特性：藉由鎮定心神、促進人際相互理解，來解決情緒方面之問題。		
通靈療癒訊息：有助於療癒腎臟問題、水腫、血糖失衡（說明：我個人習慣結合黃色系的腹部常用水晶和綠色水晶，因為體液平衡主要由腎臟控制，而腎臟是位於腹部，是屬於和心臟相關的心血管系統。胰臟也位於腹部，主控血糖水平。請特別注意：市面上有很多紫玉是加工染色的，無法跟天然石頭一樣發揮療效）。		

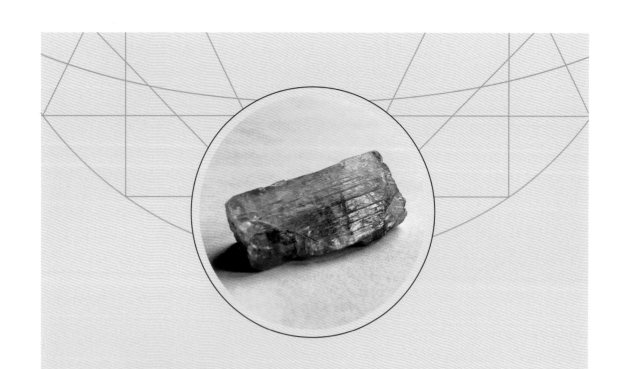

紫鋰輝石（PURPLE KUNZITE）
〔鋰輝石〕

脈輪：頂輪		
顏色：淺藍紫色	透明度：不透明	溫度：淺色可降溫；深色可輕微加溫
生理療癒特性：極溫和舒緩；淨化帶來疾病的負能量氣場；清除療癒阻力；清除位於各個器官、心血管系統以及其他部位當中的堵塞；緩解與壓力有關的不適、神經痛、神經病變、神經炎；平衡副交感神經系統的能量，促進新陳代謝、消化功能和放鬆；引導女性能量和乙太靈性力量來提升內在洞見。		
情緒療癒特性：使人心情開朗、提振精神；結合感性直覺和理性邏輯，提升智慧，促進人際關係和諧與包容心。		
通靈療癒訊息：重組 DNA，進行最基礎層次的療癒；平衡荷爾蒙。		

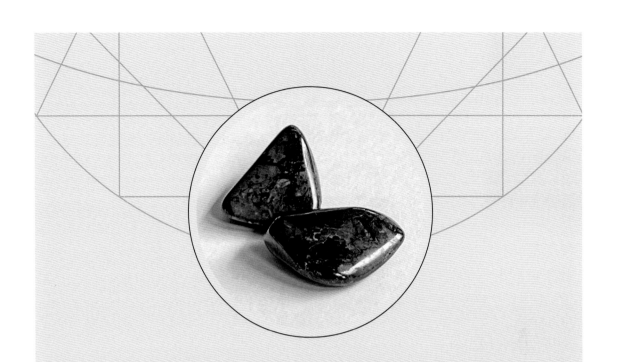

舒俱徠石（SUGILITE）

脈輪：頂輪和心輪		
顏色：深紫紅到粉紅	透明度：不透明	溫度：輕微降溫或輕微加溫
生理療癒特性：鎮靜；與靈性層面連結，來獲取身體上的診斷智慧；平衡大腦左右半球；緩解頭痛、身體疼痛、炎症、關節炎；減少大腦過度放電，緩解癲癇和抽蓄發作；改善心血管問題。		
情緒療癒特性：連結心輪的智慧與頂輪的洞見，來維持情緒平衡、理解人際情感關係，以及建立個人界限；幫助療癒破碎的心；接收星光層界的療癒訊息；有助於夜間清明夢。		
通靈療癒訊息：可能有助於癌症和病毒感染之療癒。		

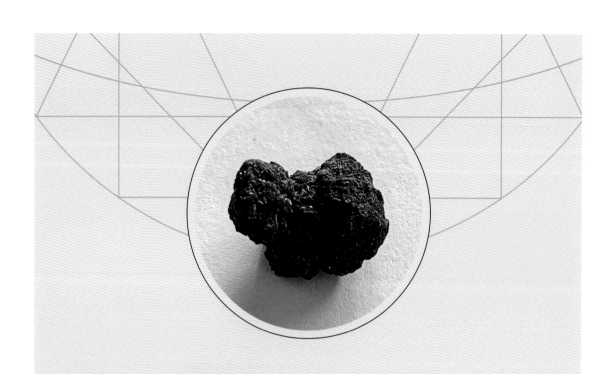

藍銅礦（AZURITE）

脈輪：第三眼脈輪		
顏色：暗寶藍色，有時會與綠色孔雀石共生	**透明度**：不透明到有點半透明	**溫度**：冷卻降溫
生理療癒特性：消解造成疾病的負面消極思維模式；促進大腦細胞生長並刺激大腦活動；有助於控制因阿茲海默症而產生的雜亂思緒；活化大腦神經細胞，有助緩解帕金森氏症以及其他大腦神經退化性疾病；開啟第三眼脈輪，接收指導靈或天使指引來進行靈性療癒（說明：藍銅礦因為含銅，可治療脊椎和椎骨問題，尤其與白紋石結合使用，效果更佳）。		
情緒療癒特性：控制壓力和負面想法，減少精神創傷；加強自我認同感；幫助集中注意力。		
通靈療癒訊息：刺激胚胎生長；促進體內氧氣循環；有助於咽喉疾病和自身免疫性疾病的療癒。		

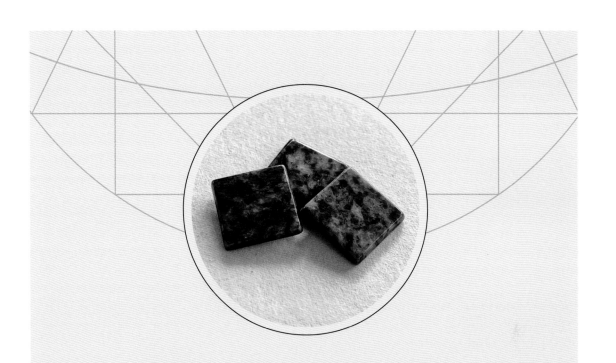

藍線石（DUMORTIERITE）

脈輪：第三眼脈輪，若是黑色或灰色，則帶有土元素		
顏色：寶藍色，有時帶黑色或灰色區塊	透明度：不透明	溫度：冷卻降溫
生理療癒特性：舒緩鎮靜；有助提升直覺力和通靈能力，以幫助診斷病症；增加土元素，以協助澄清思緒；緩解噁心反胃、紓解疼痛和痙攣；促進腺體與內分泌之平衡。		
情緒療癒特性：減少情緒上的過度敏感，理解他人情緒，對人更有耐心和信任感；有助改善人際關係；提升心理素質。		
通靈療癒訊息：緩解嘔吐（此僅適用於「神經性反胃」）；有助改善皮膚問題、甲狀腺和副甲狀腺之毛病；舒緩晒傷；憂鬱症和腕隧道症候群之療癒；緩解急性腸絞痛（我會使用水晶來處理腸道問題）。		

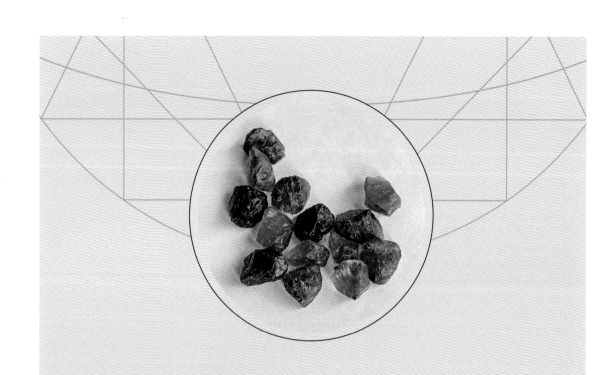

堇青石（IOLITE）

脈輪：第三眼脈輪和頂輪		
顏色：寶藍色和藍紫色，因光線角度呈現不同顏色	透明度：不透明、半透明、透明	溫度：冷卻降溫
生理療癒特性：建立內在力量以增強免疫系統；緩解緊張性頭痛；平衡和增進新陳代謝的活力；平衡大腦左右半球，調和男性／女性能量；藉由正向視覺化觀想，可有助減重和戒除成癮因子；協助內在探索旅程帶來療癒。		
情緒療癒特性：激發想像力，提升個人能力和自我表達力；鎮靜心神；帶來內在洞察和創造力。		
通靈療癒訊息：消除脂肪沉積；緩解發燒。		

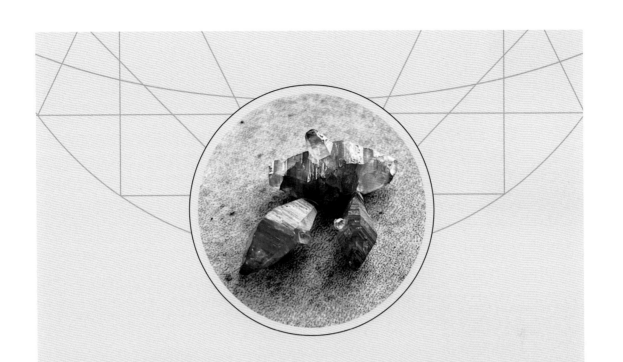

藍寶石（BLUE SAPPHIRE）

脈輪：第三眼脈輪	
顏色：深寶藍色到粉藍	透明度：不透明到透明無色
生理療癒特性：護身避邪；提升直覺力和冥想力以協助診斷病症；有助釋放憂鬱心情（淺藍色）；消除能量場中的負能量；全面性滋補身體健康；緩解失眠、噩夢、睡眠障礙；鎮靜過度活躍的身體系統。	
情緒療癒特性：連結高我，以透視自我情緒、帶來內心平靜與安寧感；釋放心理上的緊張和混亂感；具有招財作用之石；讓人心胸開闊、慷慨和樂觀；提升忠誠度。	
通靈療癒訊息：處理血液疾病、出血過多以及細胞疾病；調節腺體功能；使靜脈管壁加厚；緩解睡眠呼吸中止症。	

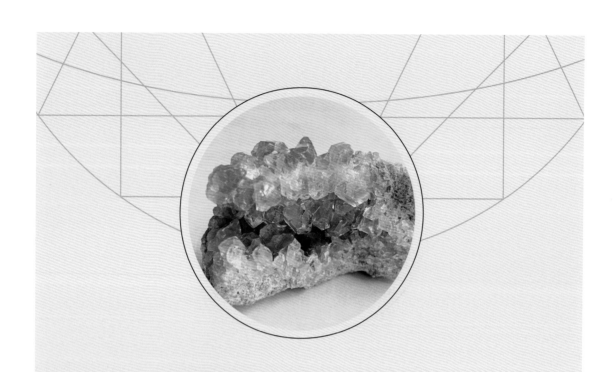

天青石（CELESTITE）

脈輪：第三眼脈輪和喉輪		
顏色：淺粉藍色略帶白色	透明度：略微不透明到透明	溫度：冷卻降溫

生理療癒特性：連結靈界、天使界和星光界來協助療癒；鎮定發燒和疼痛；緩解頭痛、耳痛、眼部問題、磨牙、下顎與頭皮緊繃；處理牙齒、脊髓上端、骨骼、肌肉、韌帶以及其他軟組織之問題；幫助斷裂的骨頭癒合；療癒跟肺部有關的問題，包括腫瘤、呼吸作用、肺炎、感冒和呼吸道症狀；釋放壓力，有助於處理消化和皮膚問題；清除身體、心智體和情緒體的阻塞。

情緒療癒特性：鎮定舒緩；平息憤怒；帶來希望、愉悅和鼓舞；提升靈性和心智思想，以療癒的觀點來透視情緒問題。

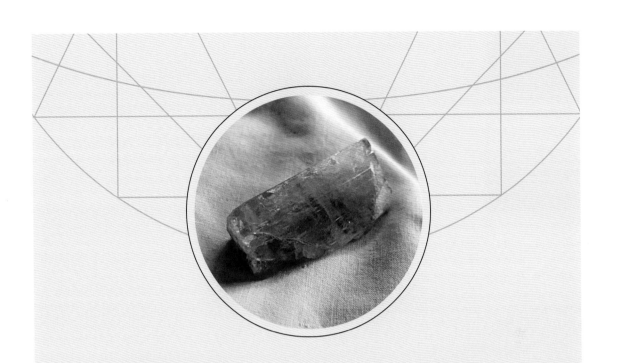

藍色鋰輝石（BLUE KUNZITE）
〔鋰輝石〕

脈輪：第三眼脈輪和喉輪		
顏色：淺粉藍	透明度：不透明到透明	溫度：冷卻降溫
生理療癒特性：適用於下顎和頭蓋骨、牙齒、脊椎頂端以及骨骼方面問題，與白紋石或透石膏結合使用，效果更佳；緩解喉嚨痛、頸部和關節僵硬、喉炎、支氣管疾病、肺氣腫和肺損傷；緩解太陽神經叢部位的壓力和焦慮情況。		
情緒療癒特性：連結靈界和天使界；緩解悲傷、抑鬱、孤獨、恐懼與不安；協助釋放創傷情緒帶來的副作用，包括創傷後壓力症候群；藉由心靈和頭腦的平衡來穩定情緒；透過連結神靈的愛來提升愛的能力；注入深沉的寧靜感和內在平靜；緩解憂鬱症狀。		
通靈療癒訊息：可能有助於緩解某些類型的精神疾病。		

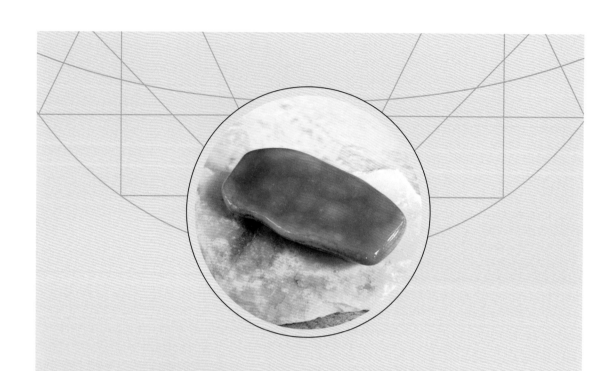

藍水晶（BLUE QUARTZ）

脈輪：第三眼脈輪和喉輪，帶有土元素影響力		
顏色：天藍色，有些裡面會包覆顏色較深的藍線石	透明度：不透明到半透明	溫度：冷卻降溫
生理療癒特性：解毒；有助於處理扁桃腺發炎、喉嚨毛病、耳鳴和聽力問題；刺激腦下垂體，調節甲狀腺、腎上腺、卵巢和睪丸功能；有助於將荷爾蒙釋放到血液中；平衡血壓；刺激松果體產生褪黑激素，改善睡眠；鎮靜過動症狀。		
情緒療癒特性：帶來清晰、專注、樂觀、果斷、寧靜和洞見；改善人際溝通；促進和解妥協。		

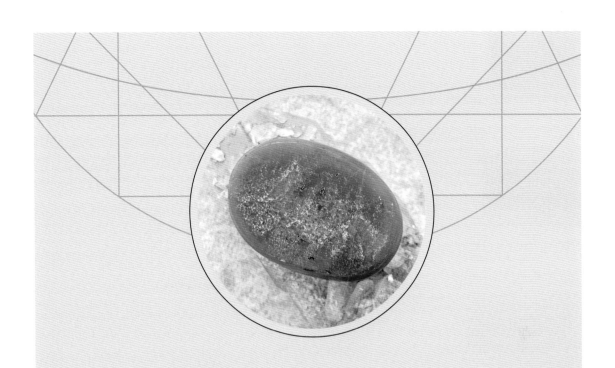

天河石（AMAZONITE）

脈輪：喉輪，若是綠色，則可用於心輪		
顏色：土耳其藍（藍綠色）或綠松色	透明度：不透明	溫度：冷卻降溫
生理療癒特性：放鬆肌肉痙攣、神經系統，以及過度活躍的大腦活動；消解因痛風、風溼病、關節炎和皮膚發炎所產生的疼痛和腫脹；緩解缺鈣和骨質疏鬆症狀；治療喉嚨、肺部、呼吸和支氣管問題。		
情緒療癒特性：藍綠色有助於表達愛意；協助放下固執之心，讓人際關係更有彈性；注入希望與寧靜感。		

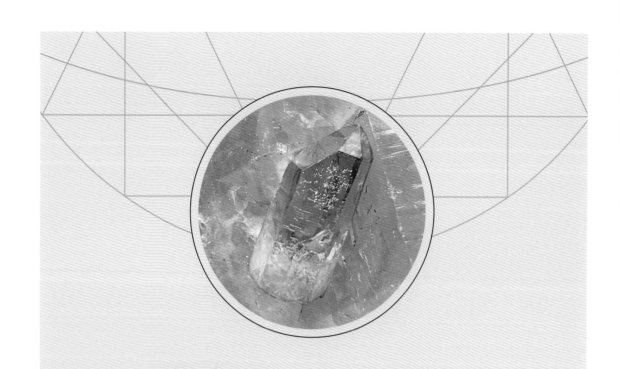

水光水晶（AQUA AURA）

脈輪：頂輪和喉輪		
顏色：帶有彩虹光的土耳其藍	透明度：透明	溫度：冷卻降溫或輕微加溫
生理療癒特性：表面鍍有純金薄膜的透明石英晶體，極具振奮心情的效果；能為電磁場充電並清除其中的雜質；增強全身器官的基礎生命力；增強免疫系統和緩解發燒；刺激松果體、胸腺和甲狀腺功能；平衡男性／女性身體能量，使其發揮最佳功能；能迅速轉化導致疾病的負能量。		
情緒療癒特性：振奮精神，使心情明亮開朗；連結天使層界；帶來內在寂靜、喜悅與平和感；減少恐慌、焦慮和憤怒；促進人際溝通。		
通靈療癒訊息：適合遠程治療（所有水晶均可用於遠程治療）；帶來財富和繁榮（若要招財，我會使用綠色或淺黃色／金色系水晶）；用於處理胰腺、肝臟和脾臟問題。		

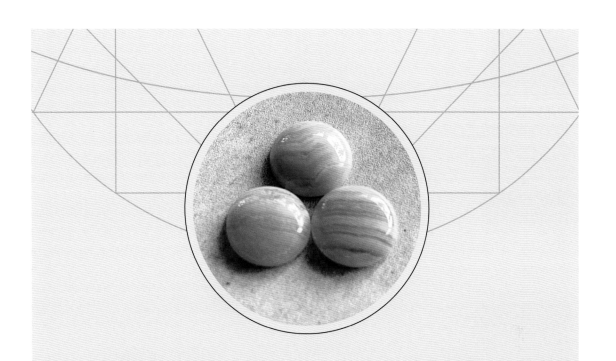

藍紋瑪瑙（BLUE LACE AGATE）
〔玉髓〕

脈輪：喉輪		
顏色：帶白色條紋的淡藍色	透明度：不透明	溫度：冷卻降溫
生理療癒特性：高石英含量能提振精神活力；銅色與白藍相間色具有鎮定作用，並能增強免疫系統；對治喉嚨、甲狀腺、牙齒和骨骼問題；改善皮膚狀況和消炎；刺激頸部、下顎和鎖骨附近的淋巴結以抵抗感染；有助於清肺和促進呼吸；減少焦慮以降低血壓。		
情緒療癒特性：帶來安定、鎮靜、清晰、自我覺知、樂觀感受；有助於表達內在真實自我。		

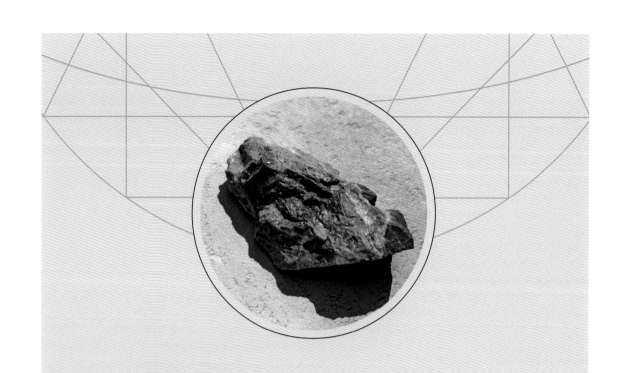

矽孔雀石（CHRYSOCOLLA）

脈輪：喉輪和心輪，若帶有黑色或褐色，則土元素影響力較強		
顏色：綠色或藍綠色，有時帶褐色或黑色	透明度：不透明	溫度：冷卻降溫或輕微加溫
生理療癒特性：為身體結構系統帶入土元素能量；含銅成分有助於抵抗感染；水元素有助於清除體內堵塞；能夠吸收導致疾病的負面能量；強化身體、心血管循環功能；療癒喉嚨不適；減輕疼痛。		
情緒療癒特性：帶來安全感，能減輕受傷感受；提升注意力，防止心神散亂；促進人際溝通；消除恐懼感。		

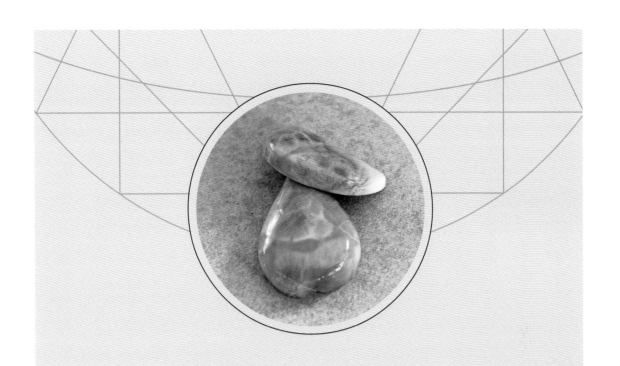

拉利瑪（LARIMAR）

脈輪：喉輪

顏色：淡藍綠色帶白色色塊	透明度：不透明	溫度：冷卻降溫

生理療癒特性：對應風元素和水元素；鎮靜和舒緩身體、心智體以及情緒體的所有不安；消解負面能量，改善潛在的健康問題；處理顱骨與上背部的骨骼問題；協助療癒喉嚨、軟組織、松果體以及相關部位的器官。

情緒療癒特性：提振精神、使人心情開朗；紓解壓力和焦慮；減少負面能量；平衡極端情緒；緩解躁鬱症以及跟焦慮有關的精神障礙；化解固執的心；促進人際溝通。

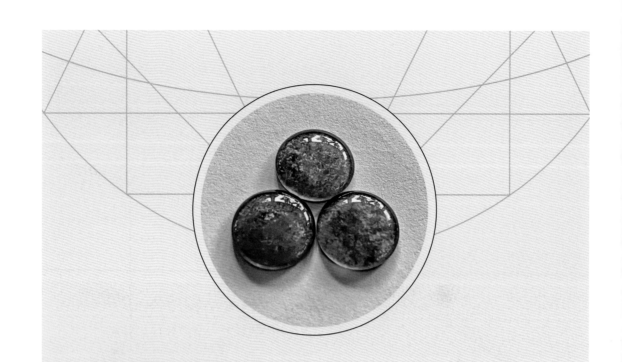

藍綠色蛋白石（TURQUOISE OPAL）

脈輪：喉輪	
透明度：不透明到半透明	溫度：輕微加溫
生理療癒特性：與光體共同協力加速身體療癒復原；解除身體上、情緒上和精神上的障礙；增強體力，提振生命力；水元素和風元素可鎮靜呼吸道發炎、肺部損傷、哮喘、慢性咳嗽；對治喉嚨、眼睛、腎臟，以及水合作用方面的問題。	
情緒療癒特性：使人心情開朗愉快；增強情緒感受和釋放壓抑；激發創造力、夢想、熱情、自發性和獨立性。	

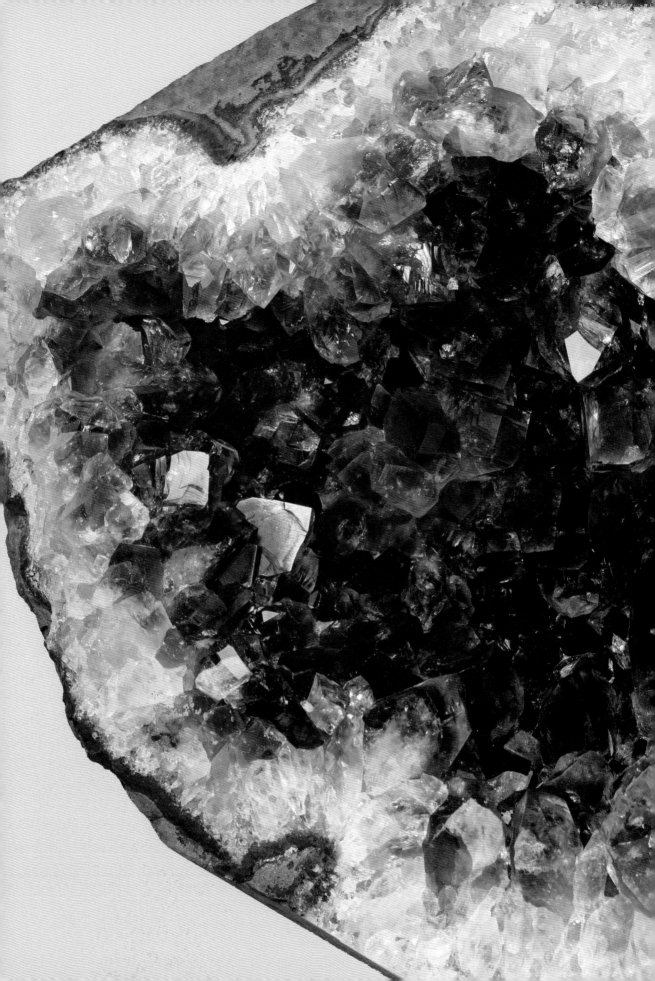

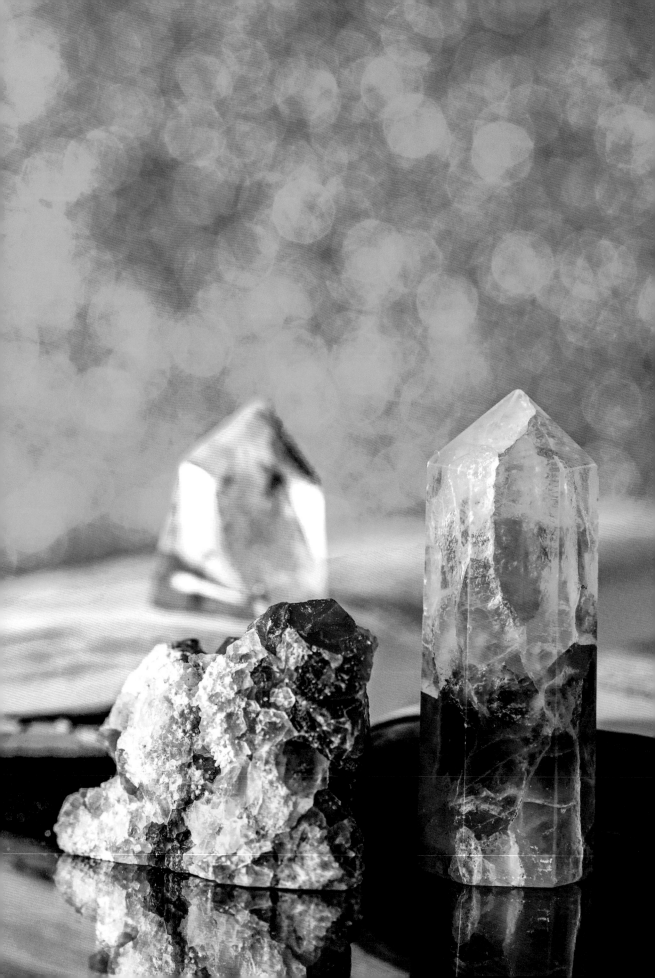

心輪

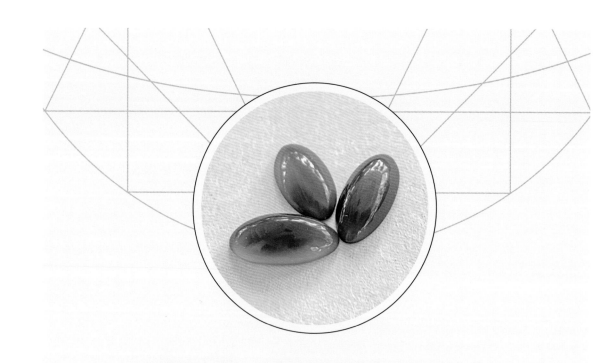

綠玉髓（CHRYSOPRASE）
〔綠色玉髓〕

脈輪：心輪，有時帶些許土元素影響力		
顏色：淺綠到墨綠色，藍綠色或黃綠色，並帶棕色或白色晶體	透明度：不透明	溫度：冷卻降溫
生理療癒特性：使心輪的能量與太陽神經叢及喉嚨的振動頻率一致，一致程度取決於顏色；為身體帶來活力；消除疲憊感；緩解消化道問題和皮膚狀況；有助於全身排毒；如果玉髓較接近黃色調，可刺激肝臟並協助過濾血液中之雜質；療癒心臟和壓力方面的疾病；強化心肌；調節脈搏。		
情緒療癒特性：注入愛、喜悅、希望和滋養的感受；撫平煩惱情緒。		

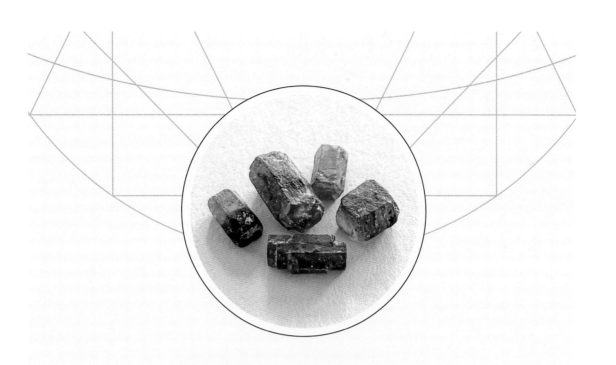

祖母綠（EMERALD）

脈輪：心輪		
顏色：鮮綠色	透明度：透明或半透明	溫度：加溫
生理療癒特性：非常強大的心輪療癒礦石；適用任何與心臟有關的毛病；有助於改善血液相關問題、心血管系統以及血壓問題；為任何不適或疾病提供強大的滋養療癒能量。		
情緒療癒特性：快速開啟心輪且力量強大；提升愛、自我接納、同理心和同情心的能力；散播歡樂，心情輕鬆愉快；帶來財富和好運。		

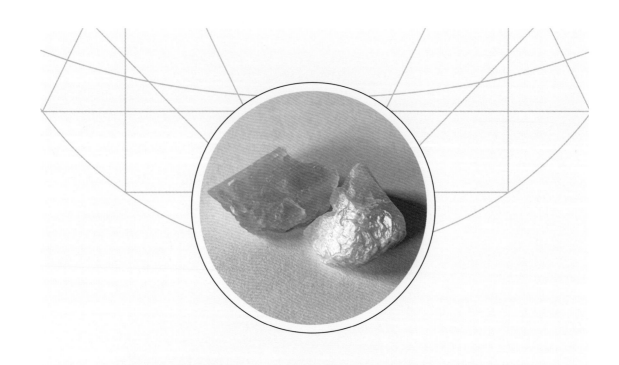

綠色鋰輝石（GREEN KUNZITE）
〔鋰輝石或翠綠鋰輝石〕

脈輪：心輪		
顏色：鮮綠色、淡綠色、或淡黃綠色	透明度：不透明、半透明、或透明	溫度：冷卻降溫
生理療癒特性：含鋰成分能使我們的身體、情緒體和靈魂體放鬆；安定心律不整；緩和一些類似觸火感覺的情況，例如發燒、外傷或身體創傷；改善與壓力有關的疾病；處理心臟相關問題；滋養身體；緩解關節炎和其他發炎情況。		
情緒療癒特性：解決人際關係問題；在面對脆弱時刻為自己注入安全感、全然自我接納；提升愛心、同情心、同理心、相互理解和接納。		
通靈療癒訊息：有助改善飲食失調、暴食症、厭食症、身體變形。		

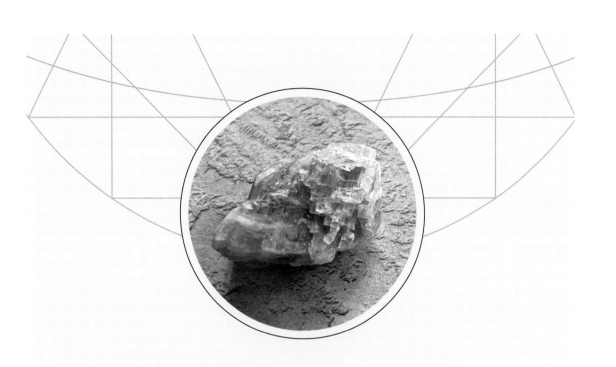

粉色鋰輝石（PINK KUNZITE）
〔鋰輝石〕

脈輪：心輪和頂輪		
顏色：粉紅色	透明度：不透明、半透明、透明	溫度：溫和加溫
生理療癒特性：刺激心輪和肌肉功能；促進心血管功能；舒緩肌肉緊張、坐骨神經痛、關節炎和關節疼痛；清除導致生病的不潔氣場與負能量。		
情緒療癒特性：釋放情緒障礙；帶來寬容心、接受批評的能力、同情心、同理心和愛；提振心情和對抗憂鬱症；使心輪與更高層脈輪諧頻共振，提升智慧與視野。		
通靈療癒訊息：幫助製造血球；預防動脈狹窄。		

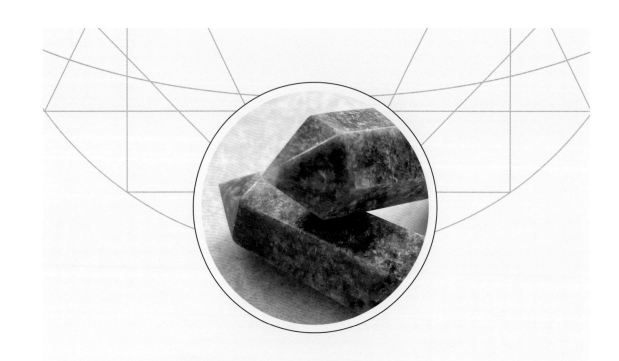

鋰雲母（LEPIDOLITE）

脈輪：心輪和頂輪		
顏色：以粉紅色為主，部分帶有紫色、白色、灰色	透明度：不透明	溫度：冷卻降溫
生理療癒特性：號稱「水晶中的鎮定劑」，具有強大鎮靜效果；能帶來更高意識層界的智慧，協助診斷心臟方面問題；安定過度警戒、過度活躍、過度興奮的大腦活動，緩解肌肉緊張、痙攣、腸激躁症、潰瘍、皮膚病變、皮疹；處理有關焦慮和壓力的疾病。		
情緒療癒特性：在緊急情況下迅速鎮定；水晶中的「救命藥方」；帶來愛心、同情心、寬容、同理心、博愛和靈性智慧。		

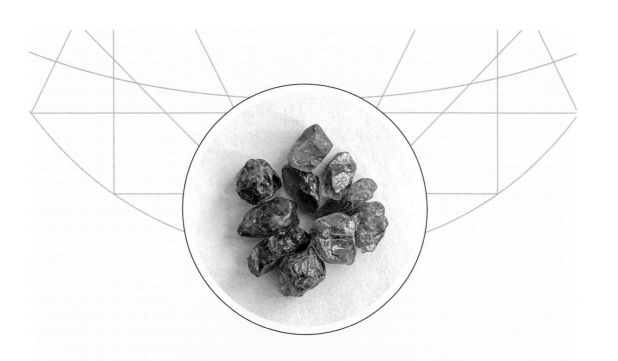

橄欖石（PERIDOT）
〔貴橄欖石〕

脈輪：心輪，帶些許土元素（火山）能量		
顏色：橄欖綠或黃綠色	透明度：透明	溫度：溫和加溫
生理療癒特性：緩解胃痛、肌肉痠痛和身體疼痛；由於基底顏色是黃色，因此有助改善消化系統和腹部毛病；緩解心悸，改善心臟功能。		
情緒療癒特性：注入自信心和好運感；面對危機時保持平靜；避免情緒低潮；感應大自然世界帶來的光明；平息絕望感；帶來接地扎根的穩定性。		
通靈療癒訊息：吸引財富並帶來好運；改善視力；幫助受傷的肋骨復原；緩解呼吸方面的問題。		

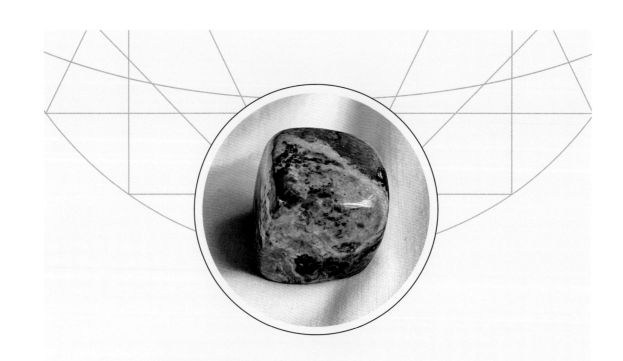

薔薇輝石（RHODONITE）

脈輪：心輪，帶有大地能量		
顏色：粉紅色帶灰色	透明度：不透明	溫度：溫和加溫
生理療癒特性：放鬆身心；使全身達到深層鎮靜；平衡男性和女性能量；幫助療癒與心臟有關的疾病；增加體力；對治肺部和呼吸系統問題；緩解肺氣腫；刺激胸腺和淋巴系統；改善血液循環。		
情緒療癒特性：打開心輪；將愛、同理心和同情心帶入有形的身體和生活中；協助建立人際關係中的個人界限；減輕恐懼症、恐慌、情緒衝擊。		
通靈療癒訊息：消除疤痕；強健骨骼；刺激生育力；治癒胃潰瘍。		

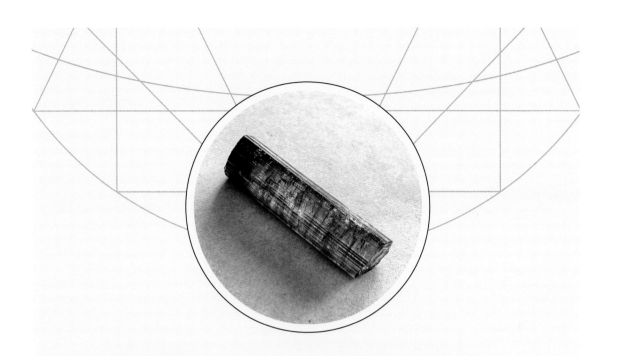

綠碧璽（GREEN TOURMALINE）

脈輪：心輪		
顏色：深綠色到淺綠色	透明度：不透明、半透明、透明	溫度：冷卻降溫
生理療癒特性：放鬆和緩解骨折、扭傷、肌肉拉傷、肌肉緊張和痙攣、深度割傷與外傷、抽蓄發作，以及某些類型的心臟病發作之身體創傷；改善心臟功能；緩解消化不良和器官發炎。		
情緒療癒特性：為自己和他人帶來愛、同情、同理心、接納和滋養；與大自然及自然世界連結，帶來平靜。		

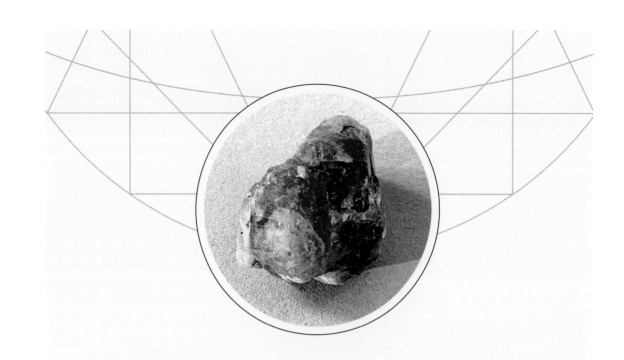

粉紅碧璽（PINK TOURMALINE）
〔紅碧璽〕

脈輪：心輪		
顏色：粉紅色	透明度：不透明、半透明、透明	溫度：加溫
生理療癒特性：幫助心臟病之復原；療癒與實體心臟有關的任何疾病或狀況，包括心絞痛和心律不整；如果內包於白水晶中，療癒效果會大大增強。		
情緒療癒特性：使人心情開朗振奮；療癒情感創傷；帶來內心的平靜感、博愛感和喜悅；清除情感痛苦的氣場；搭配黑碧璽或縞瑪瑙使用，可作為情緒庇護之用。		
通靈療癒訊息：協助療癒婦科疾病；調節月經週期；幫助受孕。		

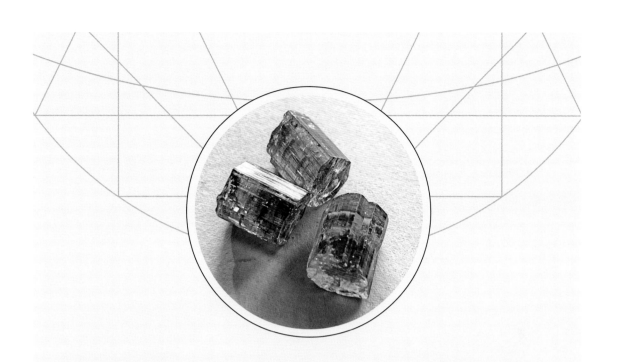

西瓜碧璽（WATERMELON TOURMALINE）

脈輪：心輪		
顏色：粉色與綠色相間	透明度：不透明、半透明、透明	溫度：加溫
生理療癒特性：粉色和綠色的混合能帶來完整的心臟療癒能力；對治心臟疾病和心血管系統問題；增強免疫系統功能；刺激兒童身體上的胸腺，強化免疫系統；促進全身系統的再生能力；使各種疾病加速痊癒，尤其是與紫水晶結合使用，效果更佳；緩解疼痛和壓力引起的疾病。		
情緒療癒特性：注入同情心、感性意識、情緒敏感度，以及滋養照顧他人的能量；平衡偏激情緒，包括偏執狂和過度警戒心；減輕悲傷感，帶來內心的平靜與寬恕；開啟心輪，使人更有同情心、愛心、真誠之心和同情心。		
通靈療癒訊息：促進腎上腺和全身內分泌系統功能健全；帶來豐盛感。		

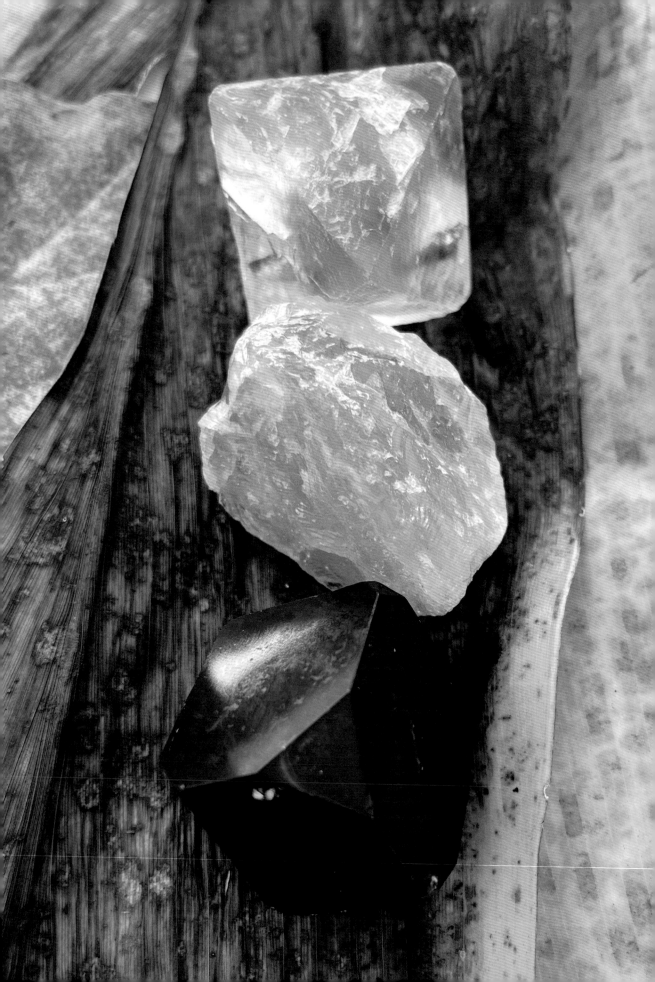

下層脈輪

胃輪

臍輪

海底輪

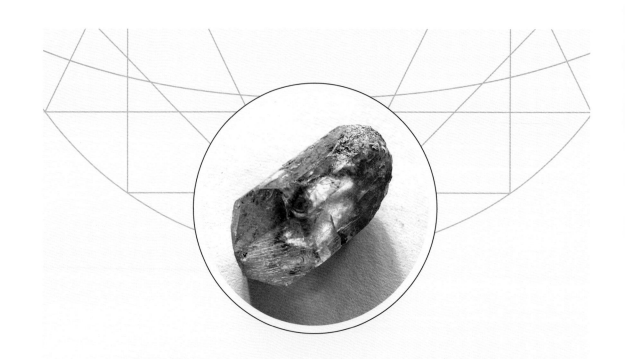

黃色磷灰石（YELLOW APATITE）
〔磷酸鈣〕

脈輪：胃輪		
顏色：鮮黃色到淡黃色	透明度：不透明到透明	溫度：加溫
生理療癒特性：提振能量；刺激精微體和身體的神經系統；緩解慢性疲勞綜合症狀；對治肝、膽、胰、脾、胃等問題；幫助骨骼、牙齒、頭髮和指甲生長；解毒；增強免疫系統功能。		
情緒療癒特性：有助表達內心渴望，消除自我強加之限制；提升自我價值感與自信心；消除害羞和抑鬱心情；營造正向能量場。		

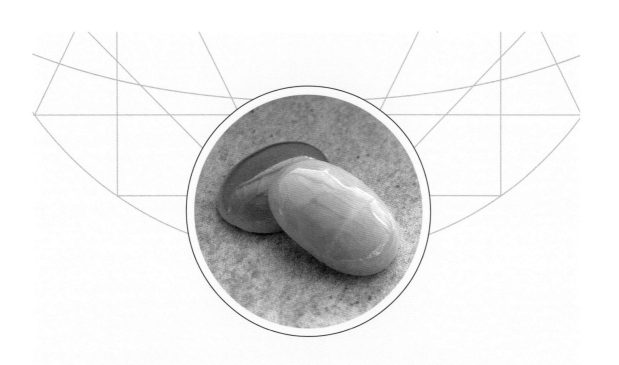

黃色霰石（YELLOW ARAGONITE）
〔凝灰〕

脈輪：胃輪，帶些許大地能量		
顏色：淡蜂蜜黃色，帶有白色條狀，有時帶褐色	透明度：不透明、半透明、透明	溫度：加溫
生理療癒特性：刺激神經傳導，同時放鬆神經系統；促進胃部和周圍器官的溫和療癒；接通大地能量以增強和活化所有軟組織、骨骼、牙齒、頭髮和指甲之生長；增強免疫系統之功能。		
情緒療癒特性：溫和提振情緒，帶來愉快、樂觀及溫柔感受；注入情感力量與幫助建立個人界限。		

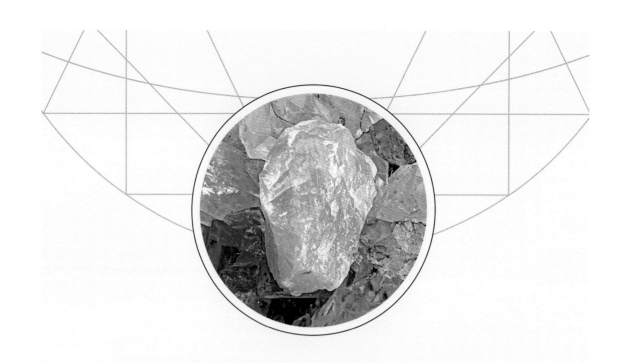

黃色方解石（YELLOW CALCITE）

脈輪：胃輪		
顏色：黃色	透明度：不透明到透明	溫度：加溫
生理療癒特性：溫和提振全身活力；提振精微體和身體神經系統，同時發揮舒緩效果；減輕胃部不適和腸激躁症；治療消化道問題；在身體四周建立庇護能量場，驅除導致生病的負能量。		
情緒療癒特性：提振心情，減輕憂鬱；注入喜悅感、能力和力量感，幫助實現目標；防止外來人身攻擊。		

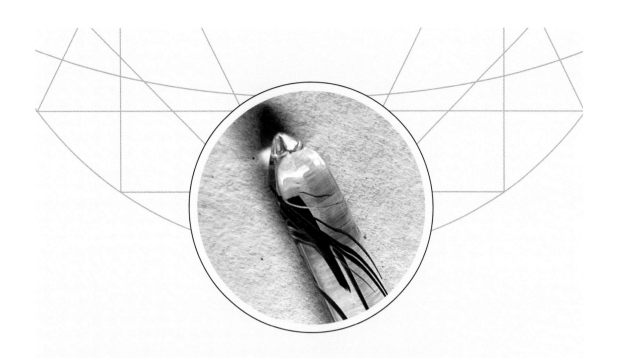

金髮晶（GOLD RUTILATED QUARTZ）

脈輪：頂輪和胃輪		
顏色：白色或透明無色，內包金紅石	透明度：半透明或透明	溫度：加溫
生理療癒特性：有效提振全身活力；可用來做全身掃描檢查和診斷；刺激精微體和身體的神經系統；對消化、腸道、腎臟、脾臟、胰腺、血液過濾，以及生成胰島素有極佳幫助。		
情緒療癒特性：增強意志力、帶來勇氣、樂觀和希望；減輕恐懼和抑鬱；提升直覺力和豐盛感；接收來自更高層次天使界的智慧洞見。		

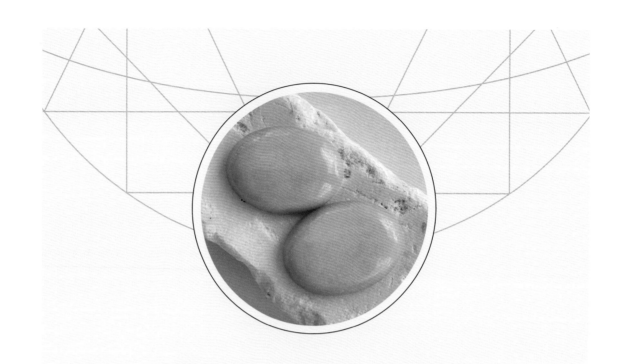

黃玉（YELLOW JADE）
〔軟玉〕

脈輪：胃輪，若顏色為芥末黃，則帶少許大地脈輪能量		
顏色：鮮黃到芥末黃	透明度：不透明	溫度：加溫
生理療癒特性：活化與平衡精微體和身體的神經系統、改善腎上腺功能不全，同時帶來穩定接地感，以鎮定過動症；使身體充滿活力；提升療癒的意志力量；幫助改善消化道、腎臟、腸道、膀胱、脾臟和胸腺等問題。		
情緒療癒特性：帶來樂觀、勇氣、熱情和豐盛富足感。		
通靈療癒訊息：激發智力；療癒喉部毛病；促進血液循環。		

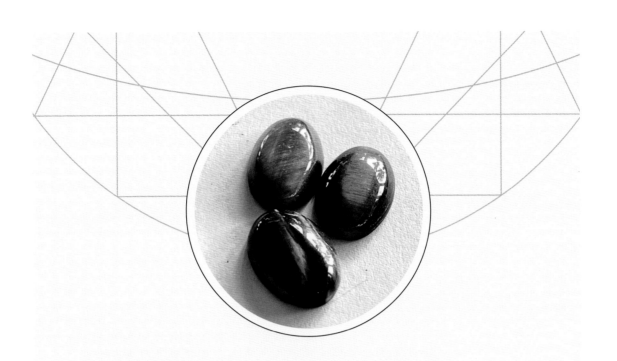

黃色虎眼石（YELLOW TIGER EYE）
〔石英〕

脈輪：胃輪和大地脈輪		
顏色：黃色襯褐色條紋，帶貓眼效應（隨光線變色）	透明度：不透明	溫度：加溫
生理療癒特性：同時鎮定與強化精微體和身體之神經系統；為身體提供更多體力；安定恐慌和焦慮感；緩解胃部毛病；接引大地能量，強健軟組織、胃、肝、胰、脾和胸腺部位的功能；調節血流與脈搏，尤其是跟綠色水晶搭配使用，效果更佳。		
情緒療癒特性：快速注入勇氣、動力、自我信賴感、意志力，大大提升個人能力感；協助建立強大的個人界限和情感庇護場，避免受到自戀、情緒操控、憤怒、情緒勒索、邊緣性人格障礙，以及人際互動的攻擊。		

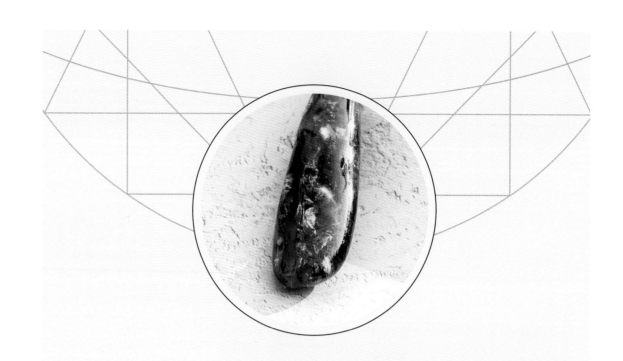

黃色和橘色琥珀
（YELLOW AND ORANGE AMBER）
〔樹脂化石〕

脈輪：胃輪和臍輪		
顏色：黃色到橘色	透明度：不透明到半透明	溫度：暖
生理療癒特性：溫和激發身體活力；以「女性之石」著稱；療癒所有與女性相關的健康問題，包括懷孕困難、卵巢、子宮和骨盆問題；幫助順產；排解胃部和胃附近之器官疾病；療癒內分泌系統和荷爾蒙失調；減輕疼痛。		
情緒療癒特性：化解情緒創傷；釋放負能量、焦慮、負面自我看法、恐懼以及因恐懼而產生的問題；提升愉悅感、創造力、安心舒適感、母性能量與實現願望的能力；平衡偏激情緒。		
通靈療癒訊息：具有精神庇護作用（白水晶與黑色礦石的庇護效果更佳）。		

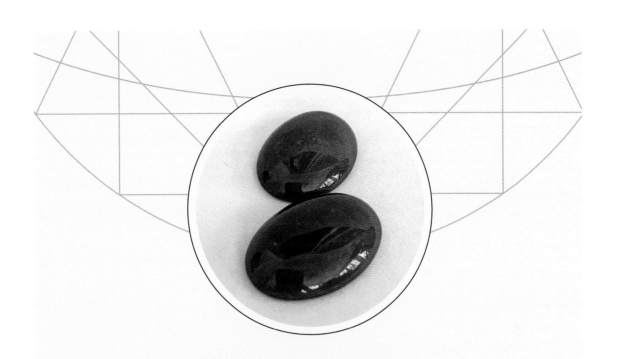

橘色／紅色東陵玉
（ORANGE ／ RED AVENTURINE）
〔石英〕

脈輪：臍輪		
顏色：淡橘色到鮮橘色	透明度：不透明到半透明	溫度：極暖
生理療癒特性：協助順利懷孕；療癒所有與女性相關的健康問題，包括子宮外孕、不孕症、復發性流產、子宮內膜異位以及卵巢和子宮問題；療癒前列腺、睪丸、腎臟和泌尿生殖系統問題；協助子宮癌和前列腺癌之治療。		
情緒療癒特性：激發性欲和感官感受；解除壓抑、自我批評、膽怯和害羞；建立自信、毅力、決心、創造力，提升實現願望的能力。		

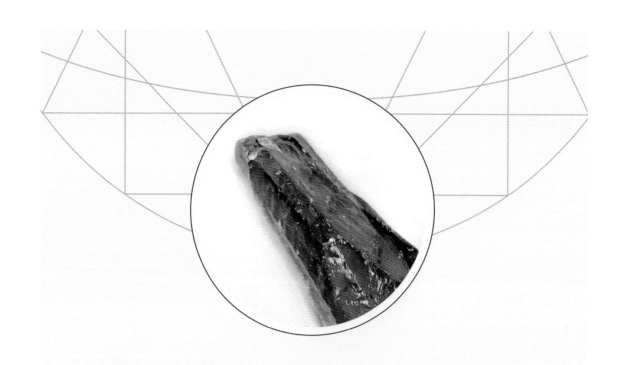

橘色方解石 (ORANGE CALCITE)

脈輪：臍輪（太陽和火能量）		
顏色：淡橘到鮮橘色和黃橘色	透明度：不透明到半透明	溫度：非常溫暖
生理療癒特性：帶來溫和的療癒活力；清除負能量；平衡三個下層脈輪，尤其是刺激臍輪和胃輪；療癒婦科問題、子宮外孕、不孕症、流產、前列腺和睪丸疾病、子宮內膜異位、卵巢囊腫、泌尿道和腎臟問題；促進男性和女性的性欲；舒緩和療癒胃、肝、胰腺和荷爾蒙系統問題，尤其搭配一顆黃色系水晶，效果更佳。		
情緒療癒特性：注入平靜、快樂、幸福、正向積極、毅力、果斷力和實現願望的能力；激發性欲和愛的感官感受。		
通靈療癒訊息：提升直覺力、開發通靈能力；協助護理皮膚問題；阻擋輻射和電磁波。		

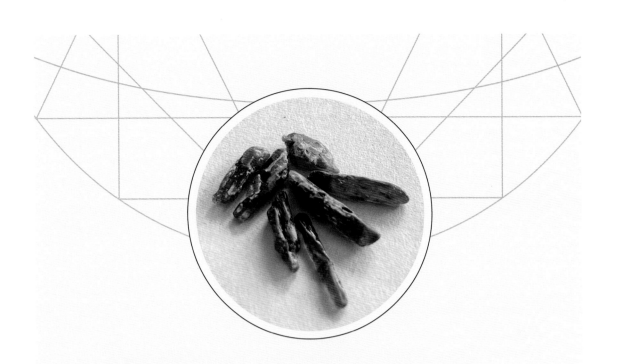

橘色藍晶石（ORANGE KYANITE）
〔鋰輝石〕

脈輪：臍輪		
顏色：橘色到橘褐色	透明度：不透明、半透明、透明	溫度：加溫
生理療癒特性：適用於生殖、卵巢和子宮、婦科毛病、懷孕、不孕症、復發性流產、子宮內膜異位以及卵巢囊腫；激發性欲；療癒／預防泌尿和腎臟問題以及膽結石；緩解下背部疼痛。		
情緒療癒特性：激發情欲；促進創造力、愉悅感和想像力；含有錳因此具有鎮靜效果。		
通靈療癒訊息：幫助克服成癮問題；接通乙太能量為 DNA 充電；提升靈視能力（clairsentience）。		

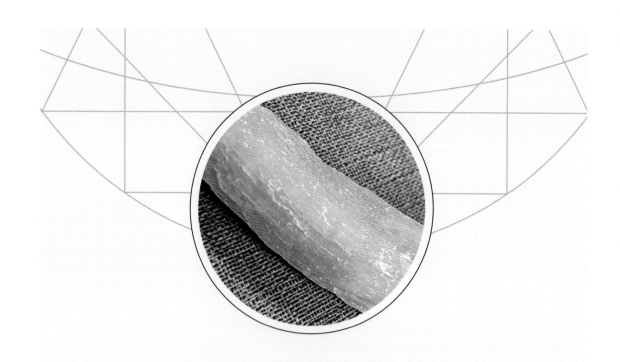

橘色／紅色 透石膏
（ORANGE ／ RED SELENITE）
〔纖維石、石膏〕

脈輪：臍輪和頂輪，帶有大地和月球能量		
顏色：鮮橘色到淡橘色或橘紅色（深紅色透石膏大多經過染色）	透明度：不透明到半透明	溫度：溫和加溫

生理療癒特性：為所有臍輪的療癒帶來溫和的接地能量；協助婦科毛病、不孕症、子宮內膜異位和卵巢問題之治療；幫助順利懷孕；療癒／預防泌尿和腎臟問題以及膽結石；減輕腰痛；處理脊柱下部、臀部和骨盆問題；協助軟組織之療癒。

情緒療癒特性：提升自尊和幸福感；增強創造力、情欲、愉悅感；幫助實現夢想和願望；接通天使的保護能量；擴展高我的直覺力和覺知意識。

通靈療癒訊息：協助療癒癲癇。

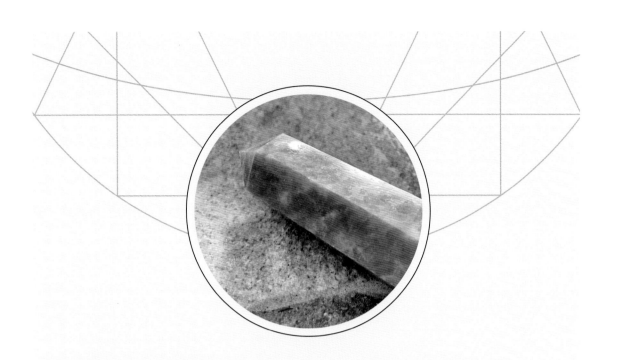

橘色太陽石（ORANGE SUNSTONE）
〔長石〕

脈輪：主要對應臍輪和海底輪		
顏色：橘色或橘紅色	透明度：不透明、半透明、透明	溫度：加溫到加熱

生理療癒特性：激發性欲；療癒女性生殖系統問題，包括子宮、輸卵管和卵巢；協助順利懷孕和療癒不孕症；療癒／預防泌尿和腎臟問題以及膽結石；橘紅色太陽石作用於心輪，能帶來力量和精神活力。

情緒療癒特性：帶來個人力量感、耐力、熱情、振奮感、自我價值感和幸福感；緩解憂鬱症和季節性情緒障礙；促進新陳代謝。

通靈療癒訊息：協助療癒軟骨組織、脊柱損傷、扭傷、肌肉疼痛。

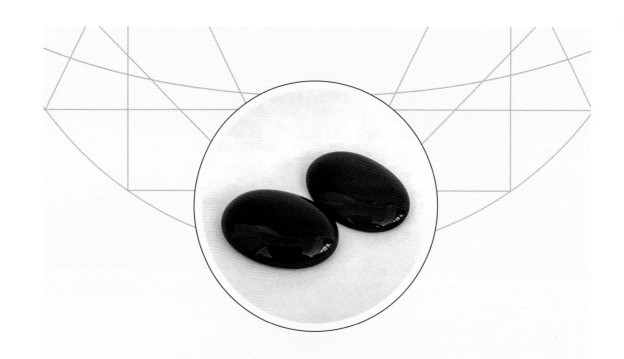

紅瑪瑙（RED AGATE）
〔玉髓、石英、以及矽石〕

脈輪：主要對應海底輪，部分心輪和大地脈輪影響力		
顏色：紅色，經常帶黑色褐色和白色漩渦狀	透明度：不透明或半透明	溫度：加熱
生理療癒特性：為全身帶來生命能量；協助生理心臟和情緒心情之療癒；促進身體淨化作用；對治男性生殖系統問題；激發男性性欲；療癒脊椎底部三塊椎骨的問題；處理骨盆底端和會陰附近的器官、血管、靜脈和肌肉問題；阻擋負能量。		
情緒療癒特性：提升安全感，減少攻擊性、固執和憤怒情緒；提供庇護、增加穩定性。		
通靈療癒訊息：用於全身掃描和提振精神能量。療癒眼部、聽力、癲癇、皮膚病變和胃痙攣等問題。		

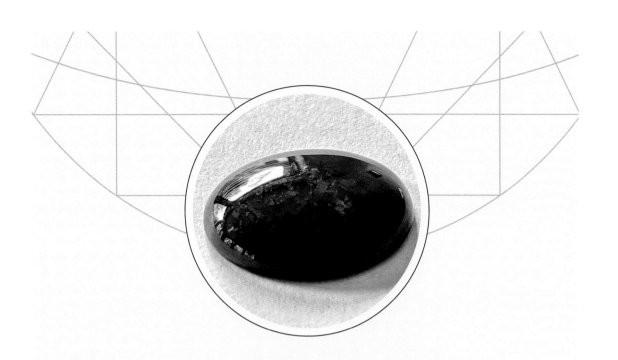

血石（BLOODSTONE）
〔血玉髓〕

脈輪：海底輪和心輪		
顏色：墨綠、藍灰、或藍綠，帶有紅色斑點或漩渦	透明度：不透明	溫度：加溫
生理療癒特性：帶來大地的生命力量、促進身體生長與再生；療癒血液、心血管循環、凝血、血液病變、血液淨化器官以及會陰之問題；清除肝臟、脾臟、腎臟和腸道內的毒素；協助解決心肌問題；將血石磨碎做成膏藥，可幫助清除感染、排出造成腫瘤和皮膚潰瘍的毒素。		
情緒療癒特性：協助將較高層次的靈性覺知落實到現實物質世界；帶來滋養和保護；消解情緒混亂；提升自信心、內在安全感、勇氣和動力。		
通靈療癒訊息：提升利他主義心態；改善更年期婦女的荷爾蒙平衡；緩解月經症候群之不適；血石藥膏可將蛇毒吸出。		

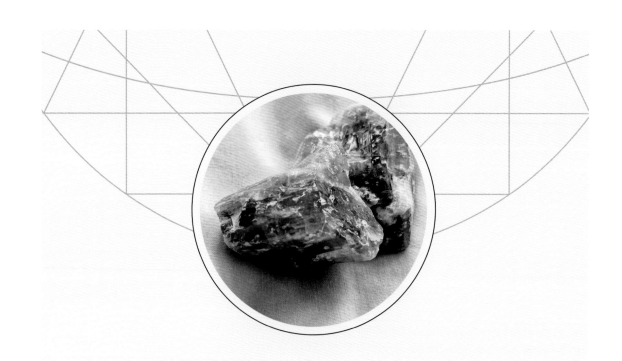

紅色方解石（RED CALCITE）

脈輪：海底輪		
顏色：深紅色至淺紅色，有時帶白色和橘色色塊	**透明度**：不透明到半透明	**溫度**：強力加溫
生理療癒特性：解毒；鎮定舒緩同時溫和提振活力；處理肛門相關疾症；解除便祕；淨化血液，有助於抗癌和抗氧化；激發男性和女性的性欲；療癒男性生殖問題；加速血液流動並活化會陰部附近肌肉；舒緩骨骼並增加其活力，特別是脊柱下端、腳部、腳踝部位與大腿的骨骼。		
情緒療癒特性：提升精力能量、熱情，阻擋負能量；平撫性虐待造成的創傷；增強本能或直覺力；保護不受負能量侵擾；提升能力感、安心感和安全感；為海底輪提供紮實的接地基礎，以支撐向上發展的覺知意識。		
通靈療癒訊息：平息憤怒。		

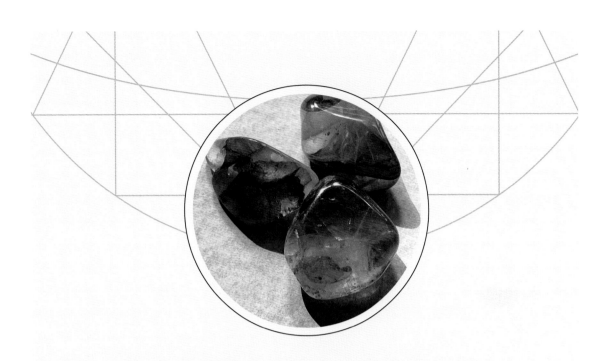

紅色赤鐵礦（RED HEMATITE）
〔火晶、紅晶、膠花水晶〕

脈輪：海底輪到大地脈輪		
顏色：主要是深紅和黑色，有時帶灰和白，或是石英當中內包紅色赤鐵礦	透明度：不透明、半透明、或透明	溫度：加熱
生理療癒特性：強化體能、為身體充電；接引大地能量來療癒骨骼、組織和身體物理結構；含有氧化鐵，因此能治療貧血，淨化血液、增加血液含氧量；幫助傷口癒合和組織再生；協助全身肌肉、靜脈、動脈，以及會陰部肌肉之療癒；療癒海底輪部位的其他問題；增強男性性能量；對治男性生殖系統問題。		
情緒療癒特性：平衡與統合精神和物質層面的能量；冥想時穩固專注力；帶來勇氣、安全感和保護感。		

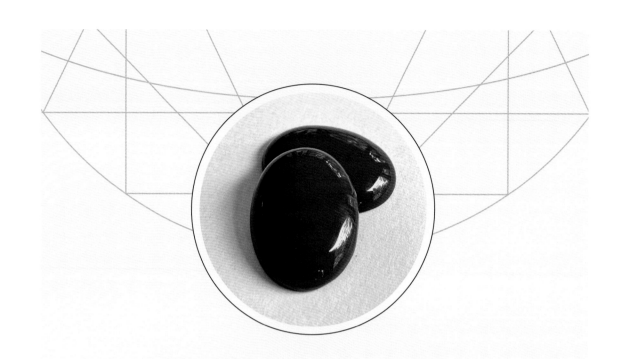

紅色碧玉（RED JASPER）

脈輪：海底輪		
顏色：紅色，有時帶棕褐色或黑色條紋	透明度：不透明	溫度：極暖
生理療癒特性：療癒生殖器官／直腸附近部位、男性生殖系統、尾骨、會陰、膀胱、腿部、膝蓋、腳部以及脊椎骨前三節之問題；增強活力和體力；緩解自體免疫失調、飲食失調、肥胖與身體基礎結構問題。		
情緒療癒特性：安定過度警戒之情緒；注入基本安全感；提升生存本能和對於實相的直覺感受力。		

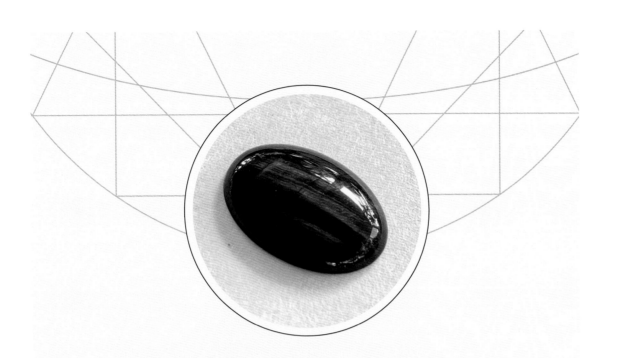

紅色虎眼石（RED TIGER EYE）
〔龍睛、石英內包青石棉〕

脈輪：海底輪和大地脈輪		
顏色：紅褐色，帶黑色或金屬灰條紋	透明度：不透明，帶貓眼效應（隨光線角度變色）	溫度：加熱
生理療癒特性：協助療癒性創傷和性虐待；激發性欲；療癒男性生殖系統和勃起功能障礙；增強體力；療癒會陰和會陰肌肉組織；對治影響比目魚肌、腓骨肌、踝關節以及大腳趾等部位的靜脈和動脈問題；減輕飲食失調和肥胖問題；為坐骨神經充電。		
情緒療癒特性：帶來安全感；增加能力感、熱情、動力和欲望。		
通靈療癒訊息：平衡邏輯和情感（將藍色系與粉色／綠色水晶結合使用會更有效）。		

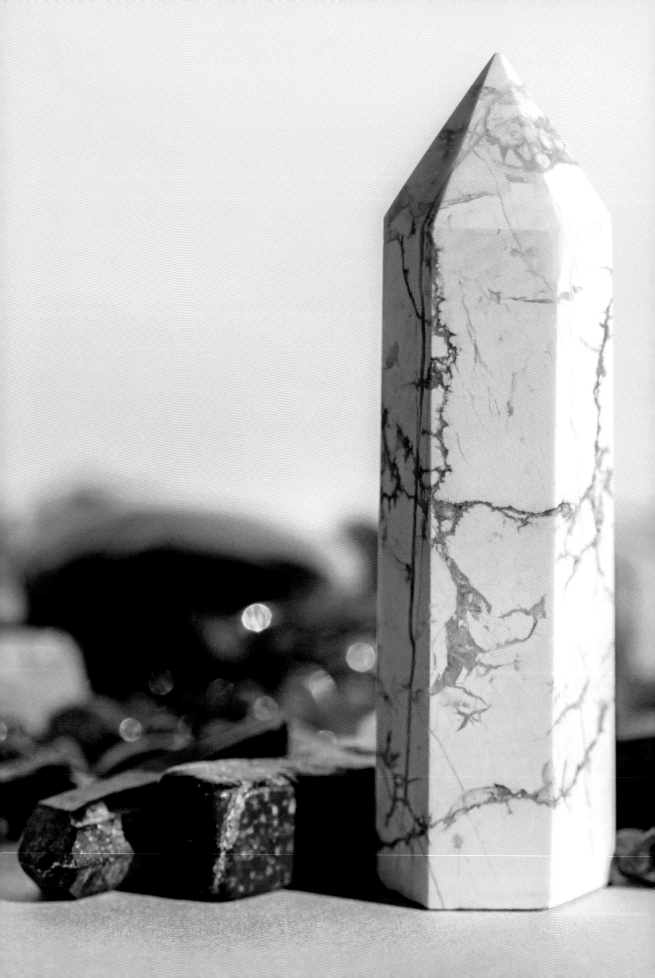

Chapter 7
補充版水晶療癒工具包

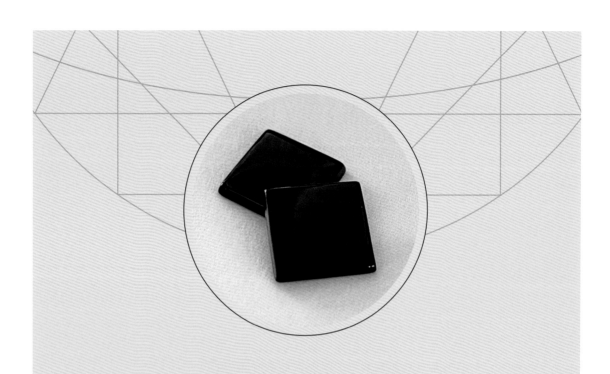

黑瑪瑙和縞瑪瑙
（BLACK AGATE AND ONYX）
〔玉髓、矽石、石英〕

脈輪：大地脈輪（在身體之下，深入地底約 90 公分處）		
顏色：黑色	透明度：不透明	溫度：冷卻降溫

生理療癒特性：從地球深處帶來活力能量，平衡身體能量；防止能量消耗；保護不受感染；阻擋身體、心智體和情緒體的負面影響力，使其轉向；鎮定過度活躍的神經。

情緒療癒特性：防止情緒能量消耗；帶來穩定感、自律、恆心，擺脫恐懼和憂慮感。

通靈療癒訊息：使心智頭腦更為靈敏；連結前世並幫助解決前世課題。

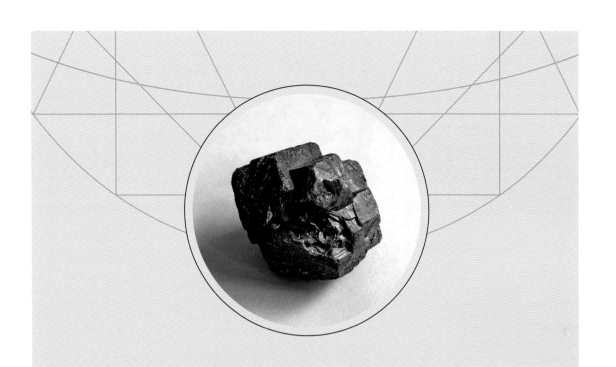

褐色鈣鐵石榴石
（BROWN ANDRADITE GARNET）

脈輪：海底輪、足部脈輪（位於腳底的能量點）、以及大地脈輪		
顏色：褐色或紅褐色	透明度：不透明到透明	溫度：加溫
生理療癒特性：打開足部脈輪，治療失眠、疲勞和不安；吸收和調節生命原力；處理脊椎問題，尤其是尾椎三塊椎骨；減輕陽痿；療癒男性生殖系統。		
情緒療癒特性：排解負面情緒能量；提升創造力；注入安心感和安全感；協助接通星際和宇宙連結。		

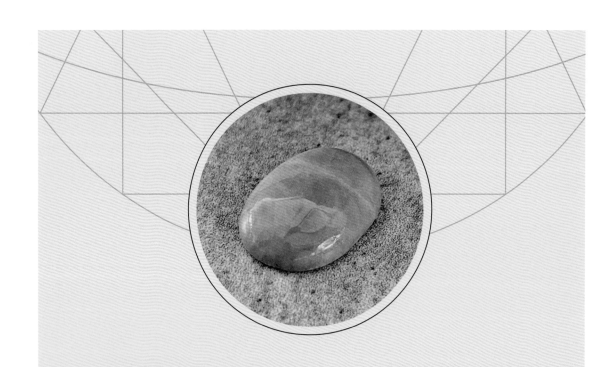

褐色霰石（BROWN ARAGONITE）
〔凝灰〕

脈輪：足部脈輪和大地脈輪		
顏色：褐色	透明度：不透明或半透明	溫度：冷卻降溫
生理療癒特性：舒緩鎮定；碳酸鈣成分有助於強化骨骼、牙齒、指甲和頭髮；幫助鈣的吸收；增強免疫系統；減輕疲勞；消減和緩解疼痛；為身體帶來活力（不適合拿來做水晶礦石能量水）。		
情緒療癒特性：降低心智體、情緒體和身體的不穩定感；增加耐心、穩定性和專注力；減少過度敏感的情緒。		

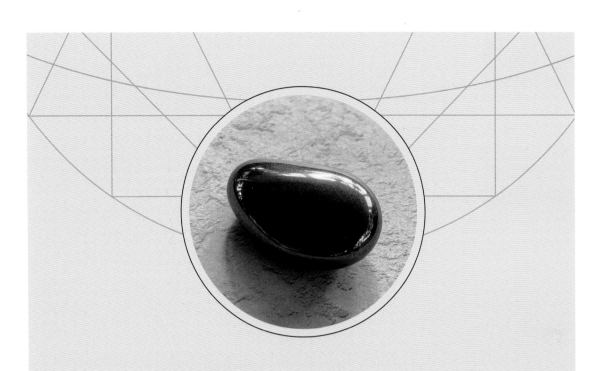

赤鐵礦（HEMATITE）
〔氧化鐵〕

脈輪：海底輪、第三眼脈輪、大地脈輪		
顏色：金屬灰	透明度：不透明且帶有光澤	溫度：冷卻降溫
生理療癒特性：幫助癒合傷口；療癒貧血、以及與會陰有關的問題；改善血液循環；增加男性性能力和體力；放在肺部位置可幫助呼吸順暢。		
情緒療癒特性：平衡與鎮定；守住第三眼脈輪來接取通靈和星際訊息；連結大地脈輪，增強安全感。		

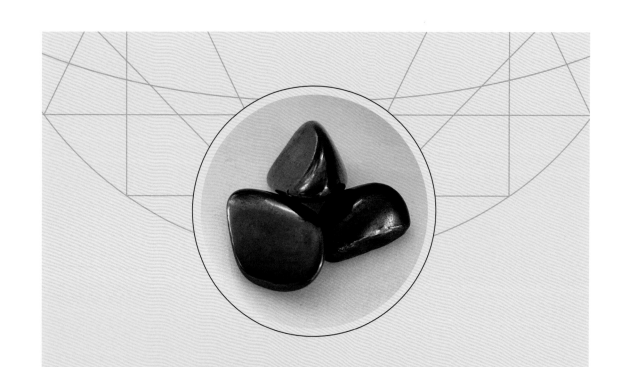

努烏邁特石（NUUMMITE）
〔魔法石、石英、長石〕

脈輪：天倫和大地脈輪		
顏色：黑色或深褐色，有時帶有彩虹光效	透明度：不透明	溫度：冷卻降溫
生理療癒特性：具有即刻鎮定效果的深層接地作用；緩解緊張性頭痛和壓力；透過足部脈輪將能量帶入身體；療癒腳部、腳踝、下背部和組織；在火山中生成，其強大的磁性能量場能阻擋電磁波和其他負面能量，具有強大庇護作用。		
情緒療癒特性：有「礦石界的誠實藥水」之稱；有助於將潛意識帶入覺知意識；揭露被壓抑的情緒以進行療癒。		

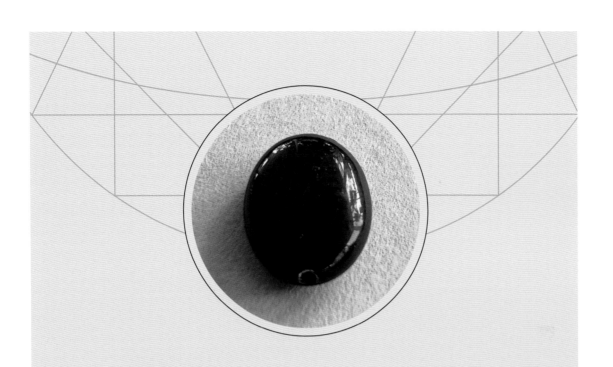

黑曜石（BLACK OBSIDIAN）
〔類礦物之火山玻璃〕

脈輪：天倫和大地脈輪		
顏色：帶有光澤的黑色	透明度：不透明	溫度：冷卻降溫
生理療癒特性：激發基礎生命原力；釋放潛藏在症狀底下的負面能量；防止能量流失；緩解抑鬱症；增強自我控制力、放鬆、和自律；緩解關節炎和其他發炎狀況。		
情緒療癒特性：協助建立精神庇護盾牌；清除負面心理能量；為心智體和情緒體注入正向能量和穩定力量。		
通靈療癒訊息：改善心血管循環；對治動脈硬化問題；對治膽囊疾病；平衡消化；降低欲望；建立視野；針對 DNA 層次之療癒。		

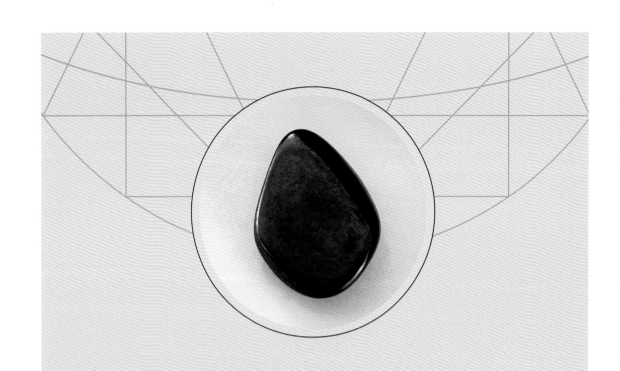

次石墨（SHUNGITE）
〔含有 98% 碳、礦物質〕

脈輪：大地脈輪		
顏色：黑色	透明度：不透明	溫度：冷卻降溫

生理療癒特性：抗菌；抑制或消滅真菌；抗氧化劑；平衡和恢復生物能量場；吸收輻射和負能量；阻絕電磁波；淨化日常用水；阻絕無線電波和電磁波干擾；轉化身體機能障礙、疲勞、憂鬱和慢性疾病。

情緒療癒特性：帶來幸福感和正能量；平衡電磁輻射場，以減少它對情緒體和心智體之干擾；可以將次石墨佩戴在身上，清理能量場，或是將它放在電磁波或無線電波源附近。（重要的是，每個月至少要對次石墨做一次淨化；淨化時，用四杯水加一匙檸檬汁，將次石墨放入檸檬水中靜置八小時後，再放到陽光下靜置三小時。另外，可根據實際需要，每六到十二個月將用過的次石墨全部換新。）

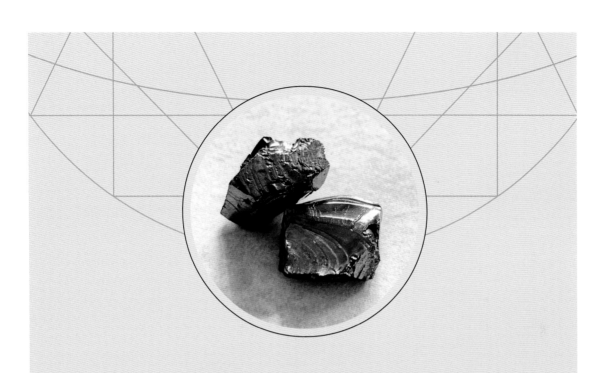

黑隕石（TEKTITE）
〔含鎂和鐵之矽玻璃〕

脈輪：頂輪，或頂輪上方約 30 ～ 90 公分處之脈輪；心輪（使用捷克隕石）		
顏色：黑色，有時帶有光澤；捷克隕石（黑隕石的一種）則為綠色（備註：這些其實都不是隕石，而是隕石撞擊地面後所生成的岩石）	透明度：不透明到透明	溫度：降溫（黑隕石）；加溫（捷克隕石）

生理療癒特性：鎮靜；黑隕石可帶來穩定。

情緒療癒特性：連結宇宙和星際能量；促進心靈感應力、清明夢、夢境回憶、通靈力量以及星際旅行之能力；帶來更廣闊的生命視野；捷克隕石有助於將心輪與擴展的心智頭腦連結起來；將黑隕石放在頂輪上方，可促進對於業力潛能和更高層次生命目標的覺醒。

通靈療癒訊息：加速療癒進程；延緩衰老；提高記憶力和精神敏銳度。

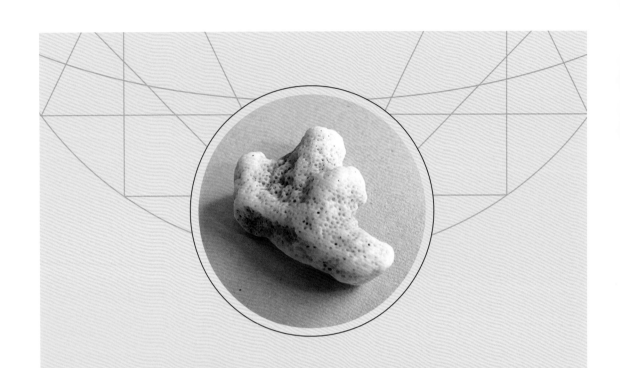

白珊瑚（**WHITE CORAL**）
〔骨骼化的有機海洋生物〕

脈輪：頂輪		
顏色：白色	透明度：不透明	溫度：冷卻降溫
生理療癒特性：強化骨骼肌肉和骨頭、肌腱、韌帶、關節周圍的滑膜組織以及心肌。		
情緒療癒特性：鎮定安神；將靈性能量落實到身體之中；平衡頭腦和情感中的土、水、風元素；吸引正向情緒；帶來穩定感和信心。		
通靈療癒訊息：在罹患感冒、支氣管炎、哮喘和感染時，協助將黏液排出體外；放在肚臍上，有助於避免流產和促進順產。		

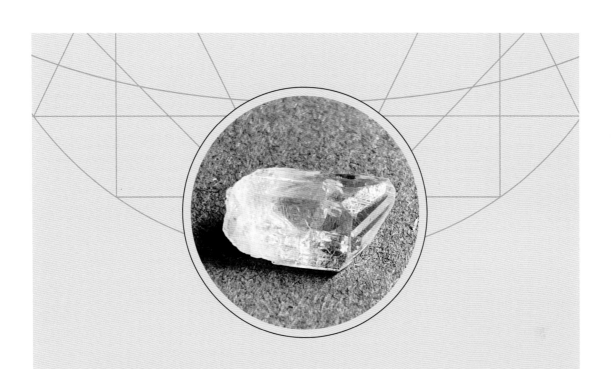

透明賽黃晶（CLEAR DANBURITE）

脈輪：頂輪		
顏色：無色	透明度：半透明或透明	溫度：冷卻降溫
生理療癒特性：重新平衡和刺激內分泌系統，包括松果體、腦下垂體、下視丘腺體、大腦；調節新陳代謝、血壓、荷爾蒙、心率、食欲和體溫；對治肌肉和運動問題，促進褪黑激素之生成；對治睡眠障礙和偏頭痛；緩解疼痛和安定神經系統。		
情緒療癒特性：帶來天使界能量，提升和諧感、創造力、樂觀、合作；協助改善人際關係；連結更高層次的精微體，釋放限制性的業力和行為模式；減除焦慮和壓力。		

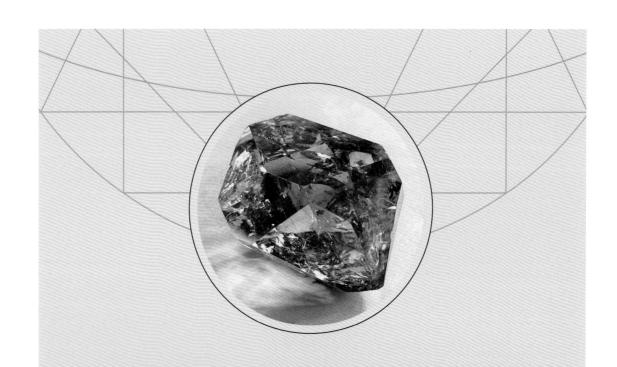

赫基蒙鑽（HERKIMER DIAMOND）
〔開悟啟蒙水晶〕

脈輪：頂輪、第三眼脈輪、喉輪、心輪		
顏色：透明	透明度：透明	溫度：加溫或降溫（依意圖而定）

生理療癒特性：特別能夠擴大和提振活力能量；提高診斷病症的能力；刺激精微體和身體的神經系統、身體的體液流動以及內部器官功能；釋放各種型態的負能量。（真正的赫基蒙鑽是所有石英晶體中亮度最高、能量最強的一種，目前僅在紐約赫基蒙地區出產）。

情緒療癒特性：帶來靈界和天使界的正能量、更高層次意識、擴展覺知；將無形意識落實到有形身體、心智體和情緒體之中；打開第三眼脈輪，開啟通靈能力，包括靈視力、超聽覺能力、超感官感應力；促進內在洞見、創造力、誠實無偽；減少恐懼、擔憂、不安全感和無價值感，帶來對於真實自我的了解，與他人和一切眾生精神合一。

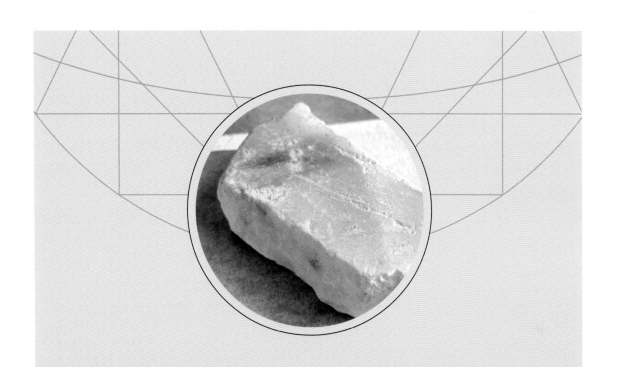

白色大理石（WHITE MARBLE）
〔晶體，部分成分為方解石〕

脈輪：頂輪和大地脈輪		
顏色：白色	透明度：不透明	溫度：冷卻降溫
生理療癒特性：淨化；緩解疼痛和壓力；增強免疫系統；鎮靜血液發炎情況與皮膚狀況；連結土元素，有助於骨骼、牙齒、頭髮和指甲生長；帶來鎮靜和穩定的大地能量。		
情緒療癒特性：帶來寧靜、內在祥和、穩固、精神穩定和受保護的感覺；鎮定情緒上沮喪和焦躁；清除情緒負能量。		

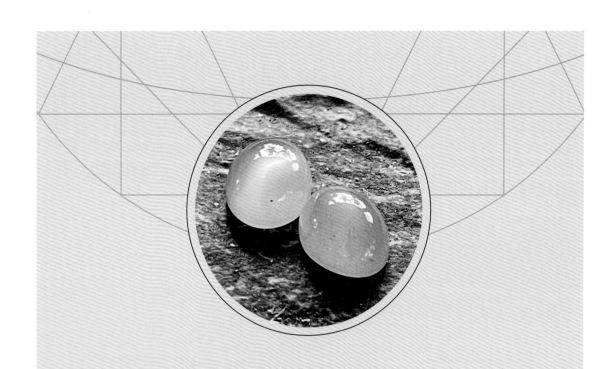

白色月光石（WHITE MOONSTONE）
〔長石〕

脈輪：頂輪、第三眼脈輪、心輪、和臍輪		
顏色：白色、灰白色或奶油色	透明度：不透明、半透明、透明	溫度：冷卻降溫
生理療癒特性：對應水元素；幫助清除各種能量堵塞；調節體液的流動，包括心血管系統；連結月亮的女性能量，對生產、懷孕、女性生育力、經前症候群以及性欲有幫助。		
情緒療癒特性：提升直覺力、通靈能力、靈視力和內在洞見；傳導靈性能量和頂輪的更高層次意識；與潮汐消長相關連，有助於平衡不安情緒，化解頑固心態，解除情緒上的僵化；轉化負面情緒和情感創傷；注入深層平靜與內在祥和感。		

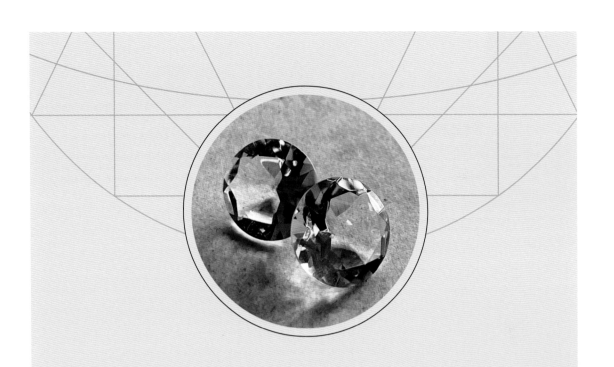

白色拓帕石（WHITE TOPAZ）

脈輪：第三眼脈輪和頂輪、頂輪之上的脈輪		
顏色：無色	透明度：透明	溫度：加溫或降溫（依意圖而定）
生理療癒特性：強力能量補給；擴大各個身體機能與療癒意圖之療效；增強手部療癒脈輪之功能；輔助疾病之診斷。		
情緒療癒特性：增強心智體和情緒體的明晰度、正能量、直覺力、通靈能力、靈視力、感應力和清明夢之能力；幫助辨識自己和他人之更高層次與內在深處真相；連結神聖意志，使情緒重新恢復平衡。		

水晶和礦石療癒不能取代標準醫療照護

最後，要溝通一件非常重要的事情，需要大家了解：水晶療癒的主要目的在於輔助，而非用來完全取代標準的醫療協助或傳統醫療診斷。如果你鼓勵你的個案同時去找醫療專業人員作醫療諮詢，這並不代表你就不是一位優秀的水晶療癒師，這樣做是在保護你免於惹上麻煩。你可以在你進行療程的房間張貼一張告示，或是讓接受你療癒的個案簽署一份簡單的格式文件，以確認對方了解這件事。不僅如此，你個人也應該在必要時候找醫療專業人員作諮詢。

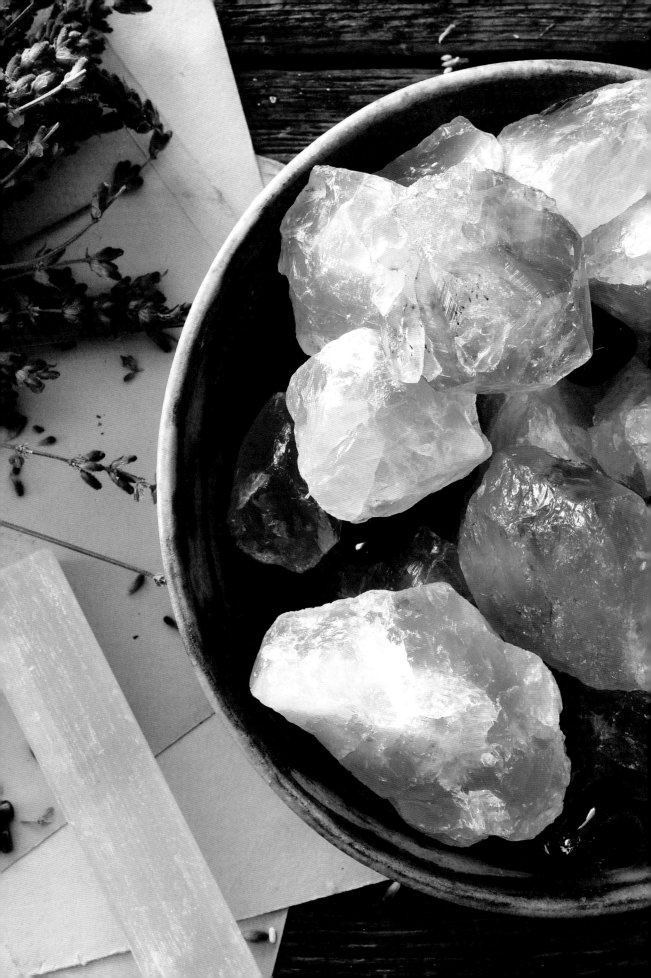

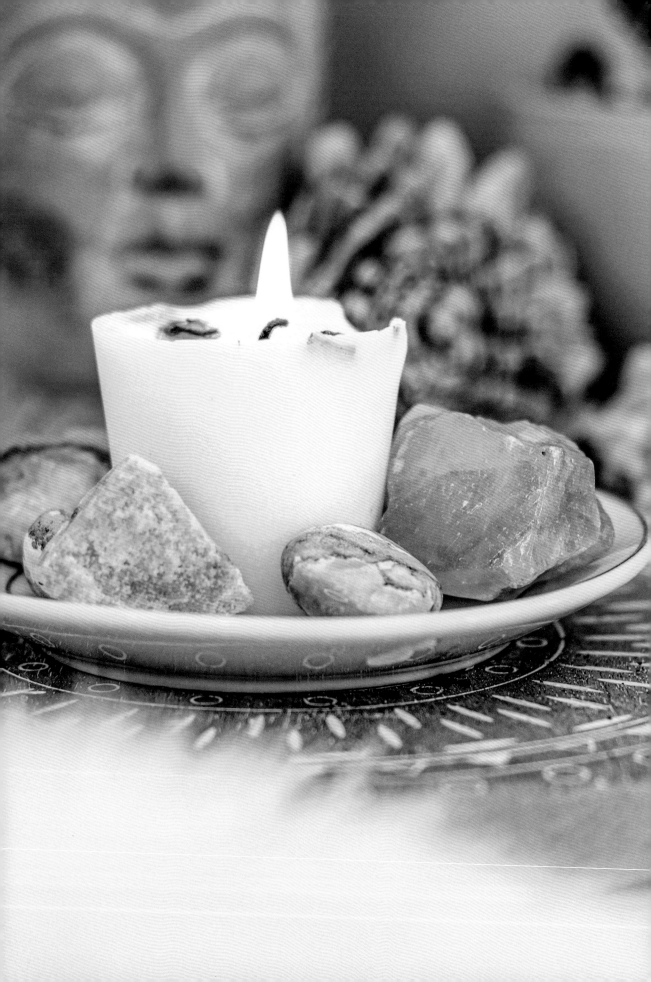

Chapter 8
水晶療癒技術

你可以運用的水晶療癒實際操作方法非常多，而不僅僅是將水晶擺在身上、隨身攜帶、或是做成水晶首飾來佩戴。視覺化觀想、結手印（瑜伽的手部姿勢）、發出聲音、誦念經咒或是正向肯定語等，這些技巧都可以跟水晶做非常好的結合。你能夠使用白水晶來主導操控精微能量，藉以影響身體、思想及情緒。你可以製作水晶礦石能量水，也可以執行遠距治療，方法非常多樣。

以下章節將會教你如何使用多種技術，實際操作來進行你的水晶療癒。

將水晶礦石擺在身體上

當我們將水晶或礦石放在身體上，身體的精微能量會開始與石頭的能量產生共振，兩種不同的振動模式和頻率會開始相互調頻以達到和諧狀態。如果在擺放水晶時，同時集中心念在某個意圖上，會讓效果更加強大。愈專注於你的意圖，療癒效果就愈強。

進行療程前，除了要創造一個讓人安心的環境，你也需要像本書前面章節所建議的那樣，讓自己保持心念集中和定根接地。如果你是幫別人做療癒，你也需要幫助他們集中心念、讓能量落地扎根。這樣做，除了可以保護你，也能讓你對水晶的能量有更高的敏銳度，引導你療程中的所有行為。

水晶療癒的基本陣型

　　以下這個水晶陣可適用於任何一種類型的療癒。首先，在每一個脈輪位置放一顆該脈輪的對應顏色水晶；即在對應黃色的胃輪放一顆黃色水晶、在對應綠松色的喉輪上放一顆綠松石，以此類推。從脊椎尾端的紅色到頂輪的藍紫色，最後形成一道彩虹顏色。

　　我通常會從心輪開始，然後是下層三個脈輪，接著往上到第三眼，然後是腳下，最後是頭頂。這樣的擺設順序，可以讓最初這個開啟脈輪的動作保持在平衡狀態。你可以按照自己認為適當的順序，在其餘每一個脈輪上擺放水晶。完成這個動作之後，在兩手掌心（掌心朝上）各放一顆透明白水晶，左手的晶尖要朝向手臂，右手的晶尖朝向外側。雖然這個陣形對任何一種水晶治療來說力量已經足夠強大，但你可能還會想要在這個陣型之上，再添加其他水晶來增強它的效果。如果是這樣，那你可以先擺好這個基本陣形，然後在你認為需要清理的某幾個能量通道，以及其他需要療癒的特定部位，擺上其他水晶。

　　知道如何將水晶和石頭放在身體上，跟知道該將它們擺在哪個位置一樣重要；你不該在無法專心的情況下隨便將石頭擺到身體上。首先，一定要讓自己的心念完全集中、全身穩固接地，然後開始去感應你要擺放的這些水晶，以及要擺放的身體部位，讓三者之間頻率保持一致。接下來，開始慢慢將水晶往下放到身體表面，整個過程都要非常專注。當你把水晶或石頭慢慢往下放時，會察覺到水晶和身體之間有一個力場，會感覺像是將手放在一顆氣球上的那種浮力感。這個能量場似乎有一種彈力，又同時有一種微微的扎實感。如果你有出現這種感覺，那表示你已經觸摸到那個身體的電磁場或能量場了；如果沒有這種感覺，那就繼續集中手心的觸覺，直到你有感覺為止。

當你觸摸到這個身體的能量場時，還需確定你要擺放水晶的這個身體它本身對這顆水晶是接納的，而不是排斥（一般來說，如果你感覺到那個身體似乎在排斥那顆水晶，那表示可能這顆石頭並不適合擺在這個位置）。如果身體接受這顆水晶，那你一定會感覺到有一種彈性感，甚至好像有一個開口或一種吸力，將這顆水晶往身體的方向拉，穿透到能量場的內部。如果身體不接受這顆水晶，你會感覺到有一股阻力，好像那個氣場自己把石頭從它身上甩開。

一旦你感覺到身體接受這顆水晶，就可以開始慢慢將水晶往下放到身體上，同時你也要跟這顆水晶以及這個接納的能量場繼續保持連結。這個時候，你才能將這顆石頭完完全全擺放到身體上。在你拿起下一顆水晶要將它放到身體上之前，一定要先淨化你的手。為了讓整個擺放過程都維持一定的敏感度，我習慣在我的左手（接收之手）握一顆透明白水晶，然後用我的右手（給予之手）來擺設石頭。你可以繼續把水晶或石頭擺放到身體上，直到你感覺這個身體的精微體不想再接受為止。如果你的心念夠集中，你一定會知道要擺多少石頭在身體上才算足夠。

把石頭都擺好位置之後，可以用一顆單尖白水晶作為能量傳導杖，將石頭的能量送進身體裡面，來擴大療癒效果。方法是：用右手拿著白水晶，晶尖指著身體上的那顆有色水晶，然後集中心念，觀想手中那顆白水晶的能量進入身體上的那顆有色石頭裡面。觀想這顆石頭的能量正在變強，然後帶著強大力量進入身體裡。這樣做的同時，左手要握著另一顆白水晶，幫自己和整個療程充電。

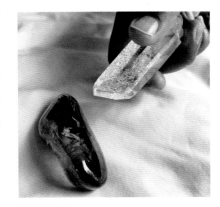

完成以上動作後，要先淨化一下你的白水晶。將水晶在薰香煙霧當中繞幾圈，然後（或是）將晶尖碰觸地面，同時觀想所有的負能量或顏色影響力都已經被清除，然後進入地底下。接著就可以繼續進行下個步驟，將另一顆水晶擺在身體上。過程皆相同。

添加更多水晶

當你將全部要擺放的水晶都放到身體上之後，一樣要繼續保持專注，將注意力同時放在身體和精微能量體上。繼續保持專注，隨著水晶療程的進行，你會慢慢感應到，其中有一顆或幾顆水晶會想要被替換成其他水晶，或是全部從身上拿掉，這代表那顆水晶的任務現在已經完成。如果是這樣，請帶著清醒意識將水晶從身體上拿起來，並將水晶做一下淨化。然後讓那個位置空下來，或是根據你的感覺，在那個位置放上另一顆水晶。

隨著療程的進展、或因你感應到有部位需要深入處理，因而把某些水晶換掉或是直接從身上拿掉，這都是非常正常的。舉例來說，一開始你可能會在胃輪或腹部位置放一顆黃色水晶，為一位經常感到疲勞的人增加一點精神活力。然後過了幾分鐘，你發現腹部能量中心已經夠活躍了。同時，你感應到應該把藍色水晶放在肺部位置，完成這個動作之後，你發現原來此人的疲勞是因為肺部出了毛病及呼吸不順暢所致。當你讓肺部能量中心活躍起來後，你感覺自己心裡好像有點沮喪，你很清楚那個心情沮喪的人並不是你，你知道那是另一個人在心情沮喪。根據論證，缺少空氣（風元素）會讓人心情鬱悶，於是你在頂輪的那顆紫水晶上方再多加一顆具振奮作用的白水晶，來幫助緩解憂鬱心情。如果要增強其效果，你也可以在肺部藍色水晶旁再多放一顆白色礦石（或是經過編碼的白水晶）。

從上一段實例你會看到，將石頭放在身體上來進行療癒，其實是一個不斷變動的過程，而非一成不變的靜止狀態。幾乎不太可能有一種情況是，你在身體放了一組石頭之後，就可以宣布大功告成。就算你是使用最基本的水晶療癒陣形，隨著你對問題的了解程度愈加深入，你會發現，你自己會想要再多加幾個水晶，或是將某些水晶直接從身體上拿掉。

至於該讓水晶停留在身體上多長的時間，其實並無定論，一般來說，比較恰當的療程時間大概是半個小時到四十五分鐘。無論是移動水晶、添加水晶、還是把水晶從身上取下，只要你不覺得累，都可以繼續。當你感覺疲倦了，或是你的個案開始坐立不安，那大概就是該停下來的時候了。這時，你就可以開始按照你擺放時的相反順序，依次將水晶從身體上取下來，然後用煙燻方式略微將每一塊水晶做淨化。我通常喜歡把心輪上的那顆水晶留到最後才拿下來，因為這樣可以讓這個人維持在一種愛和接納的狀態。

以上動作都完成後，就可以請對方張開眼睛。先確認他們這時候的能量是穩固接地的，然後就可以開始跟對方討論你的發現，並向對方解釋你剛剛用水晶做了哪些事（有時我也會在療程當中這樣做。如果是這種情況，我會用較安靜低沉、帶催眠效果的聲音語調，讓他們保持在冥想和接受的狀態）。

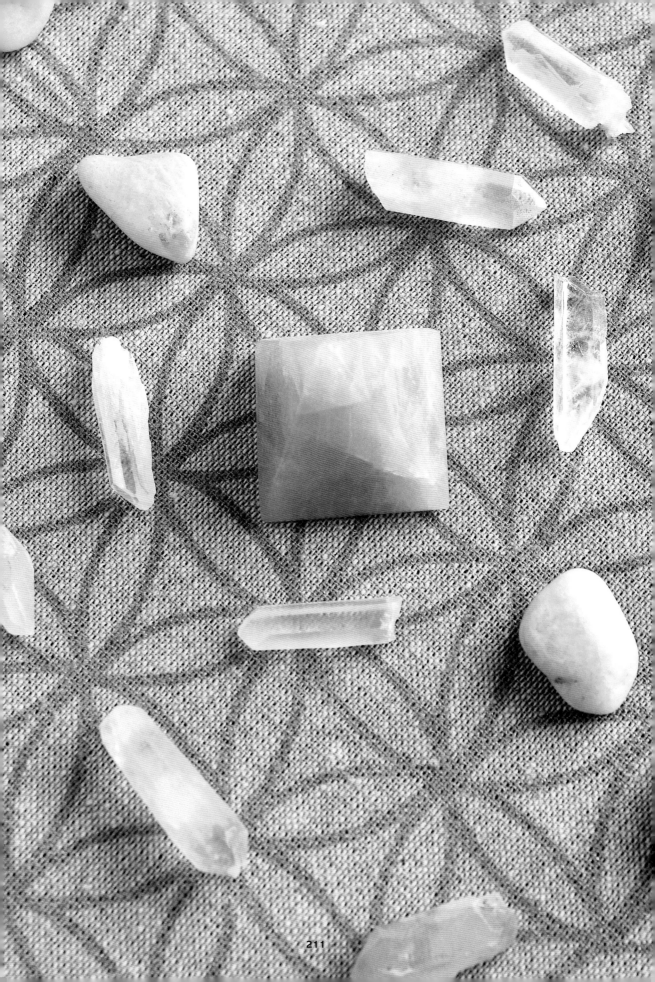

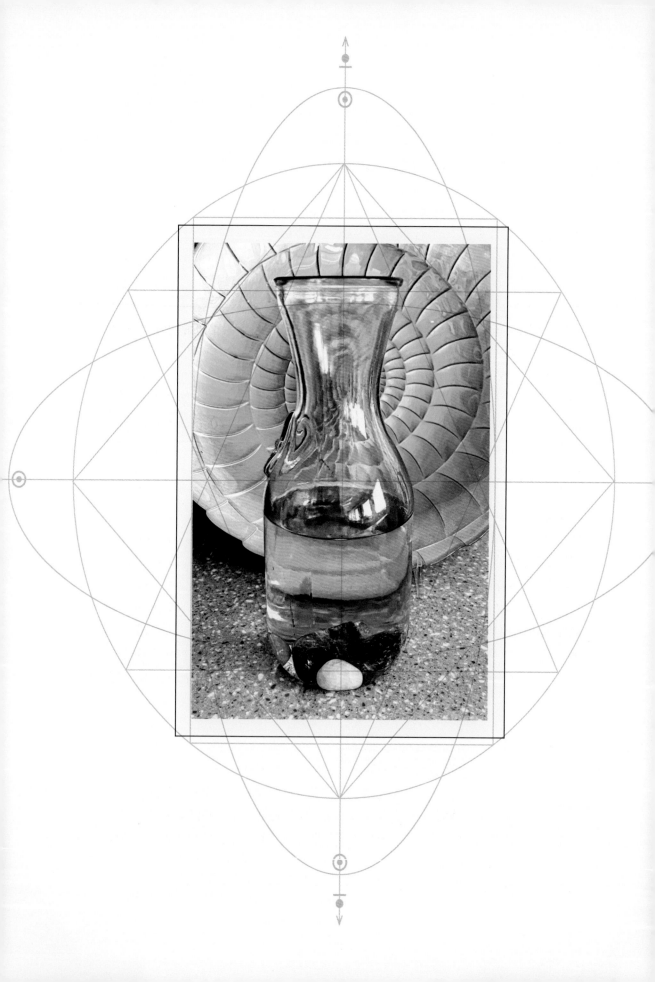

水晶礦石能量水

利用透明白水晶或有色水晶來為水充電，也是水晶療癒的另一種實用工具。除了可以提升精神活力和幸福感，也可用來療癒特定類型的身體、心理和情緒問題。以特定種類的水晶來為水充電，在水中注入水晶的能量，就能製作出具有療癒效果的飲料，幫助恢復身心活力。

製作能量水使用的水晶必須與你想要做的療癒類型在頻率上完全一致才行。例如，白水晶能量水就是一種萬用能量水，可以用來預防各種疾病。如果想讓自己更有精神力氣，可以使用白水晶或其他黃色系水晶，比如黃晶。如果想要打開心輪，可以用粉晶或綠色蛇紋石玉（Green Serpentine Jade）幫你的水充電。紫水晶對於非特定用途的療癒也非常適合，黑碧璽則能讓你感覺受到安全庇護。

在製作水晶礦石能量水之前，必須先將你要使用的水晶完全淨化。做完淨化後，就可以開始用肯定語、祈禱文、聲音，或任何你喜歡的媒介力量來對水晶做編碼。接著，拿一個透明玻璃容器裝滿蒸餾水或純淨礦泉水，然後輕輕將水晶放入水中。先做好提升雙手敏感度的預備動作，然後集中心念在這個容器上，同時雙手掌心朝下，距離容器頂端約七到十公分。這時你應該能感覺到手掌心和水面之間有一股浮力。維持掌心朝下，沿著容器頂端順時針方向繞三到四圈。如果你的手部敏感度夠高，你會感受到手掌心和能量水之間的感覺已經起了變化。當這種變化出現，你的水晶能量水就製作完成了；水的質性已經改變，跟水晶（包含已編碼水晶）的能量頻率已經完全吻合。當你喝下這杯水晶能量水，已經充電的水就對相應的身體部位產生作用力，水的味道甚至會跟充電之前完全不一樣。

如果想要趕快喝到能量水，你可以在製作完成後馬上喝下一部分或全部的水晶能量水。但如果不趕時間，可以將容器靜置陽光下一個小時、一天，甚至三天，充電效果會更強。靜置於陽光下的時間愈長，這些充電後的水的能量就愈強，然後你可以將一部分或全部的能量水保存在冰箱裡面，以備之後飲用。通常，一次只需要啜飲幾口就夠了；不過，如果遇到緊急情況，你也可以在第一個小時內每十五分鐘喝一杯，然後接下來的一天當中少量啜飲。製作完能量水之後的水晶，請務必在下次使用前再次完全淨化。

你可以同時一次製作好幾罐能量水，在每一個容器都放入不同的水晶，這樣你就可以一次擁有多種用途的能量水。你也可以將好幾顆不同水晶放在同一個容器中，比如將粉晶和紫水晶組合在一起，用於愛和療癒；或是將煙晶與紅色石榴石做組合，來提升穩固落地的安全感（請記得，一定要在容器外貼上標籤，這樣你才知道哪一罐是哪種能量水）。如果你是幫別人製作水晶能量水，你可以多給他們一個罐子，讓他們能夠隨身攜帶，在接下來的幾天裡隨時都能喝到。

遠距治療

　　只要你的心念夠集中，遠距治療也可以像面對面治療一樣有效。就跟傳統療癒法一樣，開始之前一定要先得到對方的許可——當然，如果你是對所有人發送祝福身體健康、心情平靜、愛和喜悅這類正向訊息，則不在此限。

　　進行遠距療癒的其中一種方法是，利用觀想法，透過你的心眼清楚看到對方，然後使用你的單尖白水晶「魔法杖」向他們發送他們需要的療癒能量。在療程當中，你要能透過觀想看到這個人身上的療癒已經發生，或是觀想療癒能量進入他們體內帶來你想要的改變。當你用右手傳送療癒能量的同時，你的左手可以握著一顆紫水晶或具有充電效果的白水晶，來增強療癒效果。

　　另一種有效的方法是，先設置一個小聖壇或一處不受干擾的小區域，然後將對方的照片擺在正中央。布置完成後，在照片下方放一張小紙條，寫下你想要進行的療癒內容，然後在照片和小紙條周圍擺設需要用到的水晶；如果水晶有晶尖或銳角，請將尖點朝內對著照片。接下來，在這些水晶外圍放置一圈單尖白水晶，晶尖一樣朝內，以提供更多能量。水晶的尺寸大小，只要你覺得合適即可，但是注意，白水晶的尺寸不要大於主要用來療癒的水晶礦石。接著，在整個水晶陣和照片的每一側都點上蠟燭，小心不要讓火焰燒到照片。最後，雙手各拿一顆雙尖白水晶或紫水晶，赫基蒙鑽也可以，同時觀想，把療癒能量傳送給照片中的人，你也可以一併將祈禱文或療癒肯定語發送給對方。

　　完成以上步驟之後，在沒有安全顧慮的情況下，你可以讓蠟燭繼續燃燒，直到蠟燭全部燒完，然後重新換上新的蠟燭。有些人會讓蠟燭燒一整夜，但有人覺得這樣不安全。

　　你可以在第一次遠距療癒後就將這個小聖壇拆掉，也可以把它留下來。拆除聖壇的時候，要先把水晶和蠟燭拿起來，然後拿掉寫著療癒內容的那張紙條，在安全的情況下將這張紙燒掉，同時觀想，燃燒的煙霧將祈禱內容和療癒意圖傳送給高靈。完成此步驟後，帶著虔敬之心把照片取下來，放在你認為最適合的地方，然後將用過的水晶全部做淨化。

視覺化觀想

我們對「事實」的感知，完全取決於心智頭腦。理解事實的方式有兩種：第一種是精神層面的詮釋——心智頭腦創造出外形與色身，本質上無邊無盡與無形之事物皆有終點和起點，包括我們自己的身體。我們的本我（ego-self）根據我們的思想、感覺以及有形身體的外觀，來形成我們的個人身分概念。

第二種詮釋是，思想念頭決定了我們的世界，因為我們對事實（reality）的經驗是由它創造出來的。我們的思想、欲望和期望會形成了一道簾幕，透過這道簾幕，我們選擇性地來解釋和理解「事實」。舉例來說，我們是不是常常有這樣的經驗？我們認定某樣東西是什麼模樣，當你仔細去觀察它，卻發現它跟過去看到的完全不一樣。最常被提到的例子就是「路上的蛇」的故事：我們在路上看到一條蛇，然後開始對它心生恐懼，但是走近細看，才發現那是一根繩子，因此鬆了一口氣。我們的感覺和反應都是真實的，但這個感覺和反應是基於錯誤的認知而形成的。一旦我們的認知改變，我們的感受、思想和行為也會跟著發生變化。

事實上，這種認知模式普遍存在於我們的身體、心理和情感世界中，它不僅會限制和改變我們的經驗，也會讓我們的錯誤認知一直延續下去。例如，當我們認定一棵樹就是綠色葉子和咖啡色樹幹，我們就會用這種認定去看一棵樹，不會去注意到有些葉子已經變成橘色，或是樹幹還夾雜著黑色條紋。同樣的，如果我們認定別人不喜歡我們，我們就只會注意到別人不喜歡我們的地方，把它當作一種證據，然後忽略掉其他跟這個想法矛盾的那些事實。同樣道理，如果我們認為自己正因某種疾病而感到痛苦，我們的注意力就會一直放在那個疾病的症狀上，結果反過來導致病症變得更加嚴重。

這兩種對於事實的詮釋，正好解釋了視覺化觀想（visualization）的運作原理，以及它的作用有多強大。當你用視覺化觀想來影響一個想法（及其衍生出的感受）時，你就等於改變了那個想法所建構出來的「事實」。你專注力的強度，也決定了你有多大能耐可以改變你的認知。你的意志力愈強，集中心念的強度愈高，你就愈有辦法促成愈多的改變。

想像和視覺化觀想，兩者幾乎沒什麼不同，因為都得仰賴你心智頭腦的創造力。事實上，大腦除了會受到真實事物的影響，也會受視覺觀想內容的影響，這兩件事對它來說沒有分別。還有另一種方式可以解釋「視覺化觀想」，那就是「極致聚焦想像法」（ultrafocused imagination）。

在視覺化觀想過程中，我經常將「想像」（imagination）和「觀想」（visualization）這兩個術語交替使用，不僅因為這兩個名詞本來就很類似，主要原因是，人們對於「想像」這件事好像覺得比較沒有壓力。如果我正在帶一群人進行視覺觀想，然後有一個人堅持說他「不會觀想」或「什麼都看不到」，那我就會建議他們用「想像」來克服這個障礙。

將視覺化觀想與水晶療癒相結合，可以讓療癒效果大大加分。在進行水晶療癒時，我可能會建議對方去觀想水晶能量進入身體特定部位，並帶來正向改變。同樣的，如果我確定因為某種情緒失衡導致某個疾病始終沒有改善，我可能會讓對方去觀想一種跟他們正在經驗的感受截然不同的情緒。舉例來說，如果一個人有消化方面的毛病，而且我感應到這個毛病背後其實是長久以來壓抑憤怒所造成，那麼我可能會引導他去觀想，他心裡的憤怒感正在消散，變成被喜悅的心情取代。如果能讓他們在療程中觀想喜悅情緒，可能有助於軟化他們對愉快感受的抗拒。

思想會賦予情緒力量，同樣的，情緒感受也會賦予思想力量。在視覺化觀想中把情緒感受加進來，可以提升觀想的功效，尤其，如果你是使用情緒感受來轉化疾病背後導致能量失衡的負面思維。

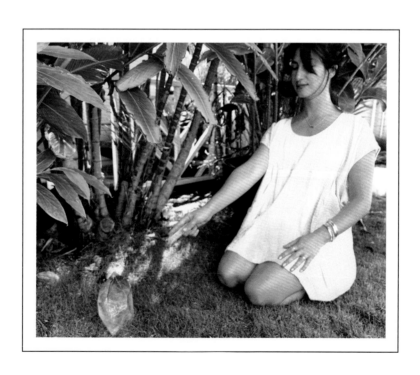

具體做法是：先在你腦海中（心眼裡面）觀想一個畫面，然後附帶暗示這個畫面是代表某種特定感受。有一個方法不錯可以試試看，用正向肯定語來消除或取代負面思考模式。舉例來說，如果你是因為心裡有很多話沒有說出來，導致持續性喉嚨痛，那麼你可以把綠松石放在喉輪的位置，同時對自己說這句肯定語：「我可以放心說出自己想說的話」。

雖然視覺化觀想的效用範圍很廣，但方法卻非常簡單。閉上眼睛，集中心念，將注意力放在有助於療癒的特定主題或畫面上。如果念頭散亂、心思飄走了，就輕輕把它帶回觀想的畫面即可。持續這樣做，直到你感覺該停下來，或是你的目標已經達成。無論你是自己一個人進行觀想，或是引導別人做觀想，步驟都一樣。

如果要讓視覺化觀想更有力量，你可以在觀想時把注意力集中在你的第三眼脈輪，也可以在雙手各握一顆透明白水晶。雙手持「智慧手印」，食指與拇指尖相觸，其餘手指伸直，這是一個很棒的手勢，因為它可以打開更高層的能量中心，從那裡顯化你所觀想的內容。結這個手印的時候，可以在雙手掌心各放一小顆白水晶，也可以用赫基蒙鑽、青金石、蘇打石、藍銅礦或其他任何一種寶藍色水晶，來刺激第三眼脈輪。你也可以加上橘色瑪瑙、橘色方解石、或其他任何一種橘色水晶來增強其效果，打開主掌顯化和創造力的第二脈輪。

請允許自己在視覺化觀想畫面中盡情發揮創意。你可以觀想顏色、風景、正在進行的療程、能量在你體內移動、遇見某位療癒指引者等。你也可以觀想氣味、觸覺、聲音以及任何一種感官覺受。你可以觀想某種感覺正在進入或離開你的身體。沒有任何限制，就讓你的想像力來帶領你吧！

主動操控水晶能量

此外，還有一種非常有效的療癒技術，是利用水晶能量讓精微體恢復平衡，讓療癒自然發生。其原理是，用你的水晶來主動操控精微體的能量流動，讓每一個脈輪和能量中心回到平衡狀態。當精微能量重新校正之後，身體就會自然產生相應的變化。

操控精微能量的方法有很多種，你可以使用單尖水晶作為能量傳導杖，來引導和推移能量在全身流動：手握單尖水晶，從腳趾往頭部方向掃，可以提振過於消沉或過於集中在下層脈輪中的能量，將部分能量帶到上層脈輪。同樣的，你也可以將過於集中在上層脈輪的能量往下移，將一部分能量帶到下層脈輪。你可以使用單尖水晶杖，來打開堵塞的能量中心或關閉過於開放的脈輪。如果你感應到身體哪些部位有堵塞，也可以使用水晶將堵塞清除。如果有某個區域部位過度受刺激、太過活躍，可以使用你的水晶把多餘的能量吸出來。

你可以將水晶當作一把精微能量的「手術刀」，切斷那些正在對你造成傷害的思想或情緒能量繩索。同樣的，你也可以使用它，從能量層面上去切除身體不適或疾症，那些疾病部位通常感覺起來會像是腫塊（大多為灰色），或是切除寄生在精微體裡面的不正常生長。只要將其對應的精微體切除，腫瘤或其他物理性的不正常生長就能得到處理。你也可以用水晶來切斷那些卡在情緒精微體裡面的情緒感受，尤其是會導致生病或健康失衡的情緒。同樣道理，你也可以切除那些不斷重複的有害思維模式，因為正是那些想法製造出我們的負面現實。任何一種附著或黏附在精微體的東西，不管附著程度多嚴重，基本上都可以被切除。

你還可以藉由感應身體、心智體或情緒體的疼痛，找出其位置，將其切除、丟棄，然後用它的反面狀態來取代之。還有一件事情很重要，你要將被你切除的東西送到地球內部，確實去觀想它進入大地底下，並看著它轉化成正向和療癒的能量。

當你用你的水晶從能量層面上去切除精微體裡的東西，那個地方會留下一個洞，需要填補。一般來說，可以直接用與你移除的能量相反的能量，將這個洞填起來。你可以用你的水晶杖觀想你要填補的能量，然後用這支單尖水晶主動將它導入身體裡面；也可以直接在身體受影響的部位放一顆合適的水晶或石頭，來幫它補充能量。

通常，要進行這類能量操控技術，最好的選擇是使用天然白水晶，因為白水晶跟有色水晶不一樣，它的功能性不會受到顏色的限制（當然，如果你要執行的是需要特定顏色的特定任務，你也可以使用相對應的有色水晶）。天然白水晶，不僅是最適合用來操控精微能量的一種多功能水晶，而且它的能量也是最強大的，因為它最原始的晶體生長型態就是螺旋形，能夠促使能量向外流動，這是其他型態的晶體並不具備的特性。一顆單尖白水晶傳導能量的方向是單向的，如果你使用雙尖水晶，那麼就得花更大的心理力量來克服它雙向流動的能量，緊急時刻救急或許可以用，但很難保證能得到跟單尖水晶一樣的效果。當然，雙生的攣晶（Twin Crystals）或晶簇都無法拿來做能量傳導，因為它們的能量會同時往好幾個方向流動。即使有的攣晶是併排生長，能量流動方向一致，但其流動力量還是多少會被抵銷或分散。如果你使用的是經過切割和拋光的白水晶，請務必先確認，它是按照這顆晶礦原本的能量流動方向進行切割，否則其功效仍然會受影響。

要將一顆單尖白水晶的能量引出來，你只要將晶尖朝外，然後想像它的能量朝那個方向流動就可以了。你的專注力愈強，引出來的能量就愈強大。如果你想改變能量方向或將某個能量移除，除了需要專注的心念，還要搭配引導水晶能量的手勢和動作來進行。

要提升精微體內部的能量，可以將水晶尖端與你的脊柱底部或腳部相接觸，然後沿著身體慢慢向上移動，同時觀想精微能量沿著這條路徑前進。若要將能量往下移，只要以相反方向，從頂輪開始往下操作就可以。如果想要將地球能量往上引導到身體裡面，可讓水晶晶尖跟大地相接觸，觀想能量進入你的水晶，然後將水晶慢慢往上移動。同樣的，如果你想將能量從更高層界傳導到精微體裡面，可將水晶晶尖指著頂輪上方大約數公分到六十或九十公分之間的區域，觀想能量進入你的水晶，然後將水晶從頭部移動到腳趾。

若要從精微體中把能量移除，可以將白水晶的晶尖指向需要處理的部位，然後在半空中開始螺旋形畫圈，慢慢往該部位中心點移動，愈接近該部位，螺旋圓圈愈來愈小，整個過程都要持續保持心念集中。當你抵達中心點，用晶尖將能量「鉤住」，然後往外拉，你會微微感覺到有一股能量的拉扯感，這時你就知道你已經鉤到它了。將能量拉出來之後，把它送進地底下，你可能會發現，這個鉤住和拉出的動作需要重複好幾次。當你感覺到已經沒有什麼東西可鉤了，或是你很清楚感應到這個動作已經完成，就可以停下來。

你也可以將能量和意圖傳送到精微體裡面，使其恢復平衡。首先，確認和觀想你需要傳送的能量和意圖，然後用你的水晶晶尖指著它，將它鉤住，想像那個能量和意圖進入這顆水晶裡面。接著，將水晶指著身體，然後觀想這個能量轉移到身體裡面。持續重複這樣做，直到你確定已經足夠，這個動作就可以算是完成。

完成上述動作後，運用你的覺知意識，對精微體做一次完整掃描，看現在是否已經感覺平衡。如果還沒有，那就繼續上述動作，直到你感覺平衡為止。然後，用一顆雙尖白水晶來安撫舒緩身體四周的氣場或精微能量場，將剛才所做的改變鎖住，同時觀想你的精微能量場現在正在被淨化（你也可以同一顆單尖水晶來做這個動作，只要先做淨化，然後將水晶橫握即可執行這個舒緩氣場的動作）。接下來，將所有用過的水晶放下來、並徹底淨化。最後一定要用煙燻淨化法將自己、對方和周圍環境都做一次淨化。

最後，如果要提升你對精微能量的覺知力，以及增強你個人和你所使用的水晶之能量，可以在執行療程時，在你的左手握一顆雙尖水晶。觀想這顆充電水晶，與你右手的那顆水晶相連結，將能量和訊息帶進來給你。

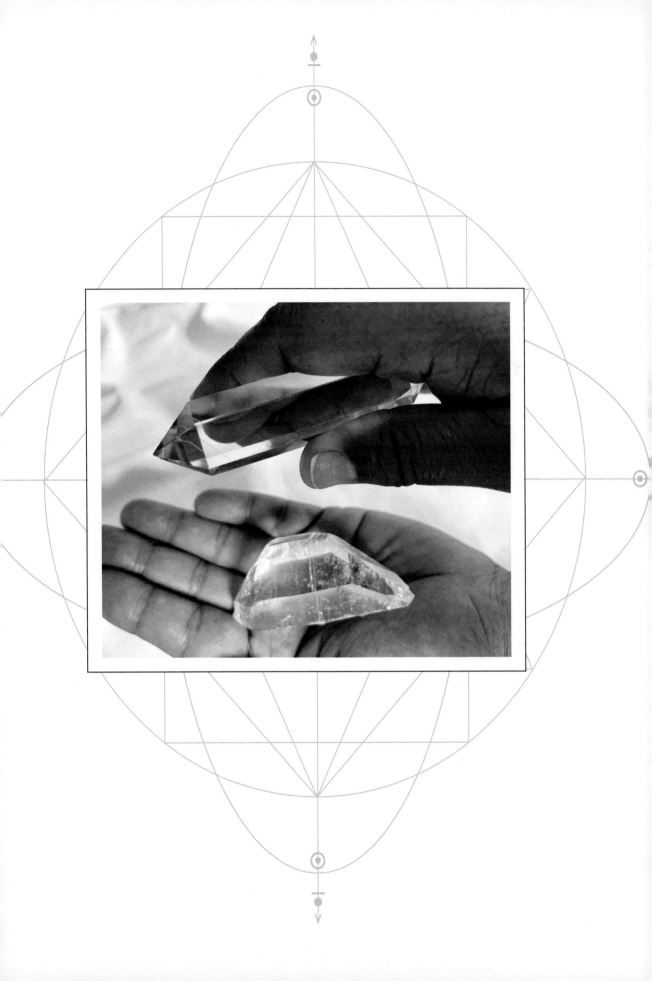

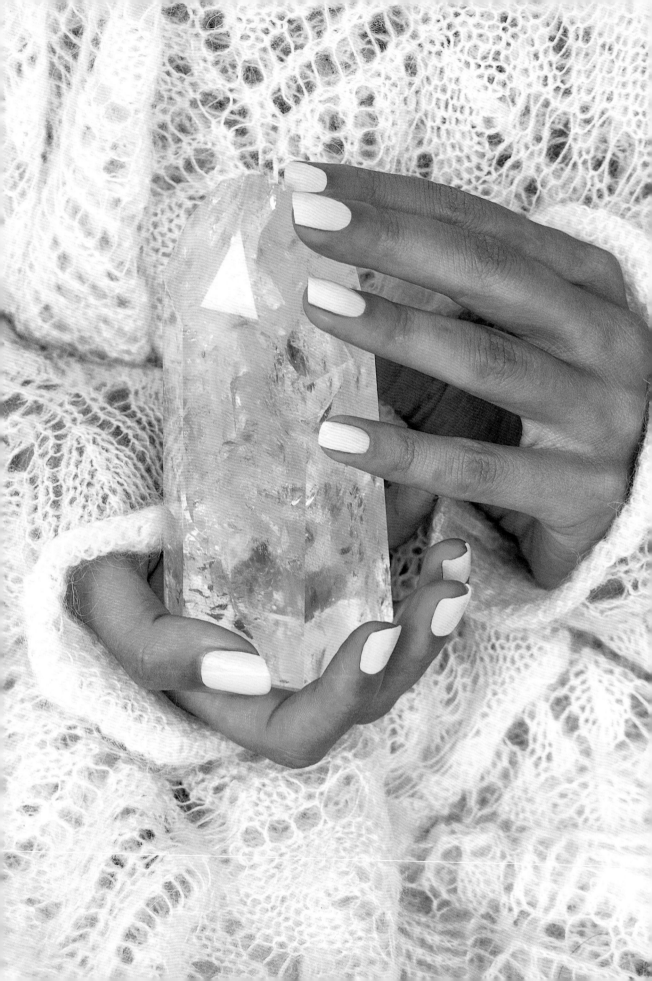

Chapter 9
用水晶來處理常見身體病痛

接下來這兩章，是針對特定問題介紹適用的水晶療癒技術，帶你實際進入水晶療癒之門。從這些內容，你就能推論出其他疾症問題該適用其他哪些技術。最終目的，當然是希望你有能力自己感應哪些水晶和哪些技術最適合療癒特定病症。

以下這些療癒技術，我同時運用了基礎版和加強版水晶療癒工具包裡的許多有色水晶和石頭。無論是使用以下哪一種特定部位的技術，在開始之前，有一些先行步驟一定要先完成。首先，把石頭放在我建議的身體部位，然後用兩顆白水晶來掃描檢查精微體，找出其他可能跟你現在要處理的狀況（包括身體、心理或情緒問題）有關的區域部位。找到這些部位之後，再用你的白水晶，按照前面提過的能量操控法，從精微體的層面去做能量的移除、切割、傳送，這是最初步的療癒動作，一定要先做直到你覺得這個步驟差不多完成了，然後才開始使用以下這些特定部位的療癒技術。

再次提醒一件重要事情，包括你、以及接受你療癒的人，都一定要去找適合的醫療專業人員諮詢，無論是找西方或東方脊骨整療醫師（osteopathic doctor），還是詢問對抗療法專科醫生（allopathic physician）之意見。你所做的工作，可以補足他們所做的治療，千萬不要叫別人不要服用專業醫師開出的藥。你可以根據你從對方的精微能量體看到的部分，提出你的意見供他們參考，但是一定要讓對方知道，無論你對精微能量治療工作有多麼精通，你所看到的只是代表其中一種意見。當然，如果有人選擇不接受醫療專業人員提供的建議或處方藥，那也是他們的個人權利。只要確認這是他們自己的選擇，而不是你幫他們做選擇。我提出這個建議，並不是要評斷你的技能好壞；相反的，我是要保護你避免惹上官司。而且，重點是，要知道「你不可能每一件事情都是對的」，這對你絕對有好處。

<blockquote>
多一點謙卑之心對你絕對大有幫助，
因為你要培養的是你的技能而不是你的自我。
</blockquote>

水晶療癒的關鍵概念在於：如果沒有心理或情緒的因素介入，身體幾乎很少會出現疾病和不適。一般情況來說，身體、心理和情緒的失衡是全部交織在一起的，因此，每次你在進行療癒工作時，一定要去察覺一個疾病的完整樣貌，這一點非常重要。先處理較為明顯的外部問題，然後當內部問題顯露出來時，再去處理較深層的問題。

在展開療程之前，先引導對方進行簡短的放鬆技巧，對療程會更有幫助。它會讓我們的心靈進入輕微鬆動狀態，同時讓身體完全放輕鬆，使水晶療癒更加有效。

那麼，接下來就介紹幾種跟身體病症有關的水晶療癒技術，由你親身體會。如果當中提到一些水晶礦石是你沒有的，請記得，你隨時可以用經過編碼的白水晶來代替。

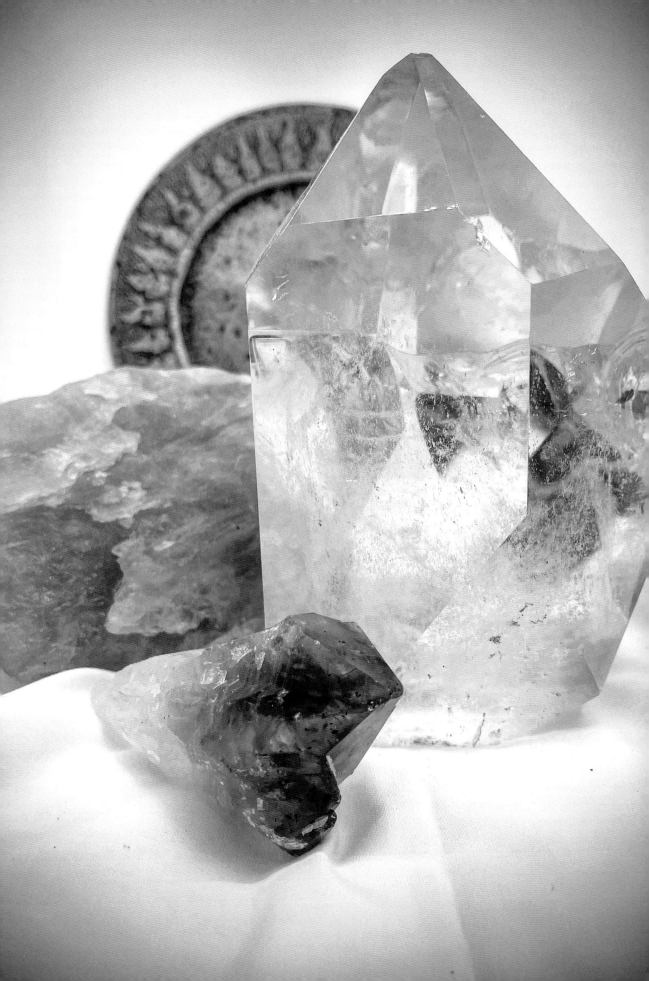

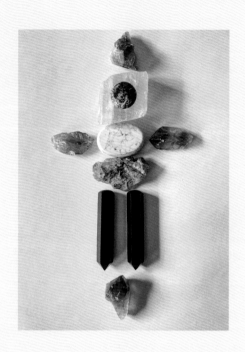

單純骨折與複雜性骨折

1. 在骨折處用白紋石或白色方解石輕輕來回摩擦，然後將石頭直接放在受傷部位上（石頭不能太重）。如果骨折裂縫很大，可以在整個受傷區域多放幾顆白紋石或方解石。

2. 在骨折處四周放置幾顆綠色方解石，可以鎮熱止痛；也可以改用綠色矽孔雀石（因為含銅），幫助骨骼和皮膚復原。

3. 在雙腳下各放一顆煙晶，可以消除疼痛，同時吸收大地能量，加速骨頭和皮膚癒合。

4. 在身體四周放置四到八顆紫水晶，可療癒骨折和瘀傷，緩解受傷對精微體和身體系統帶來的衝擊。

5. 用一顆白水晶，觀想裂開的骨頭重新縫合在一起，疼痛也完全消解。

6. 飲用以白紋石、矽孔雀石以及紫水晶做成的水晶能量水。

※提醒：除非你非常確定使用的寶石本身沒有毒性，如果無法確定是否安全，那就不要使用水晶能量水。

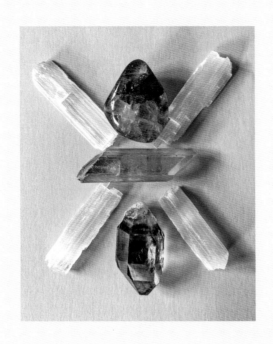

扭傷（韌帶撕裂）

1. 將紅色赤鐵礦在撕裂的韌帶上輕輕來回摩擦，然後將它放在韌帶上，幫助組織再生和修補大地脈輪能量。

2. 將綠色碧璽放在撕裂處的四周，可使創傷程度降到最小、減輕疼痛感、鎮靜發炎。

3. 將煙晶放在腳底下方，幫助汲取大地能量。

4. 在全身四周放置透石膏，可達到鎮定效果。

5. 用一顆單尖白水晶來追蹤精微體裡的韌帶狀況，同時觀察受傷部位的自我修復情形。

6. 飲用以綠色碧璽、紫水晶和煙晶製成的能量水。

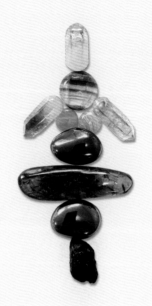

流感

1. 在臍輪位置放一顆具有舒緩效果的黃色琥珀，然後在琥珀四周放四顆赤鐵礦，可以緩解噁心反胃的情況，促進免疫系統功能。

2. 左右肺臟部位各放一顆藍紋瑪瑙，幫助呼吸順暢。

3. 在前額、眼睛和鼻竇處蓋上一塊溫熱的布或溫熱毛巾。在頭部兩側各放一顆紫水晶，前額正中央放一顆藍色／綠色／紫色螢石，有助於緩解鼻塞和頭痛。

4. 在顱骨底端放一顆紫水晶，可進一步緩解頭痛。

5. 在腳底下方約十五公分處放一顆黑碧璽。觀想這顆黑色晶體將所有毒素吸入地球內部核心，同時將療癒的大地能量傳回精微體和身體。

6. 雙手各握一顆褐色水晶，可進一步吸收疼痛，帶來平靜，同時傳輸療癒的大地能量。

7. 用八顆白水晶圍繞在身體四周，晶尖朝外。觀想這些水晶彼此相互連結，將身體包裹在鎮定、滋養的淺綠色療癒氣場之中。

8. 飲用以白水晶和琥珀製成的能量水。

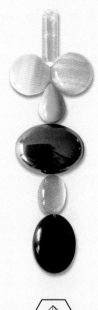

一般傷風感冒

1. 將黃晶放在太陽神經叢胃輪，以增強免疫系統功能、提振精微體和身體活力。

2. 將綠松石放在喉輪位置，有助於緩解咳嗽、放鬆喉嚨肌肉。

3. 在胸腔中央放一塊赤鐵礦，可擴大肺活量。

4. 在前額左右兩側各放一顆藍紋瑪瑙，有助於緩解鼻塞。

5. 在腳底下方放一塊黑色水晶，可將身體毒素吸出。

6. 偶爾用白水晶做成的能量水進行蒸氣吸入治療，可使鼻塞通暢，帶來活力與療癒能量。

7. 飲用以琥珀和白水晶製成的能量水。

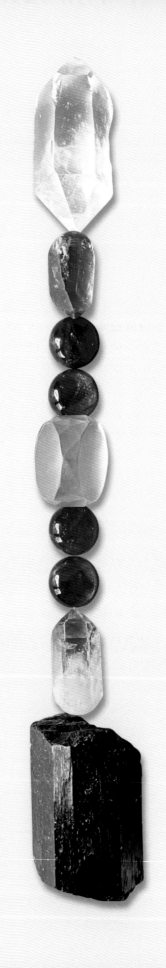

癌症

　　癌症的種類非常多，因此請分別選擇適合各個身體部位的水晶，比如：骨頭問題使用白紋石、腦部問題使用藍色青金石、胃部問題使用黃晶等。此外，這裡提到的紫水晶適用於任何類型的癌症。

1. 將雙尖白水晶或赫基蒙鑽放在頭頂上方約十五公分處。將一塊黑瑪瑙、碧璽或縞瑪瑙放在腳底下方，如果有晶尖，請將尖端朝下。觀想一道明亮、純淨、來自天使界的療癒能量從白水晶往下流入頂輪，然後穿透全身。將這道能量想像成一道帶有淨化作用與能量充沛的光束，想像它將毒素從身體吸引出來，順著腳底的黑色石頭流入地底下。

2. 接著，將一顆粉晶放在心輪位置，同時觀想它就是一朵粉色玫瑰，開出美麗且充滿愛意的花朵。深吸一口氣，吸進它的無盡之愛與全然接納。持續這樣做至少三分鐘。

3. 現在，將紫水晶放在胃輪（太陽神經叢）的位置。然後依序在喉輪、臍輪、第三眼脈輪、海底輪以及頂輪位置，各放一顆紫水晶。想像這些石頭將你全身上下都填滿療癒的、天使的、平靜的紫色光。想像這道光向外延伸大約九十公分，將你整個身體包在裡面。

4. 雙手各握一顆紫水晶，如果有晶尖，請將尖端朝著手臂方向，想像它們發出的紫光往上流進你身體裡面。

5. 用一顆單尖白水晶，將身體上似乎有堵塞、或感覺躁動、過熱、過冷，或其他與癌症症狀（包括負面情緒或思維模式）有關的負能量全部拉出來，然後釋放掉（如果是你自己一個人做療癒，則要在你將水晶放到身體上之前執行此動作）。

6. 飲用白水晶和紫水晶製成的能量水。

眼部療癒
（眼睛疲勞或眼部疾症）

1. 閉上眼睛，在第三眼脈輪放一顆藍銅礦或青金石，然後左右眼瞼上各放一顆綠色東陵玉／小顆綠色孔雀石圓凸墜或晶礦。

2. 在眼部四周放置六顆小粒黃晶／亮黃色黃玉圓凸墜或晶礦（雙眼上方和下方各一顆，左右兩側各一顆）。

3. 在左右兩耳旁邊或後面各放一顆紫水晶，如果有晶尖，請朝向臉部。將另一顆紫水晶放在頂輪上方，晶尖朝下。在喉輪上放一顆小顆綠松石或淡藍色水晶。

4. 把另一顆表面圓滑或平坦的小顆紫水晶，放在後頸處顱骨底端。

5. 將一顆淺綠色方解石、螢石或玉石放在心輪上。

6. 雙手各握一顆白水晶，來幫助放大此療程的能量。

7. 做幾次深呼吸，每一次吐氣，將臉部、眼睛、耳朵、頭骨、喉部和身體上任何的緊繃全部放鬆。每一次吸氣，想像一道綠光在心輪穿梭，然後向上到達眼部。讓眼睛放鬆。

8. 飲用以寶藍色藍銅礦、綠色孔雀石／綠玉、黃玉／黃晶，以及紫水晶製成的能量水。

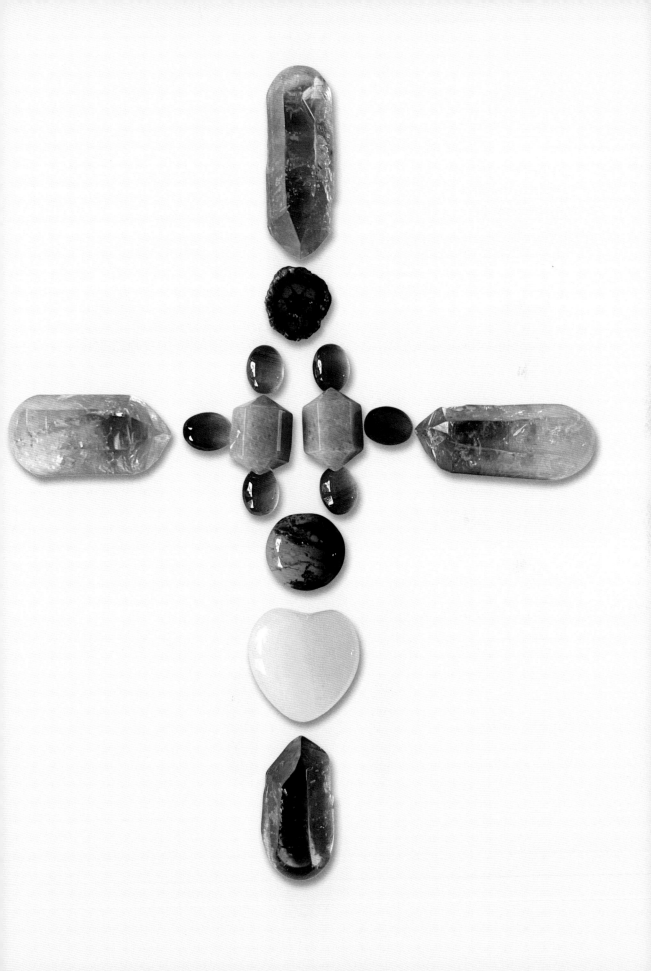

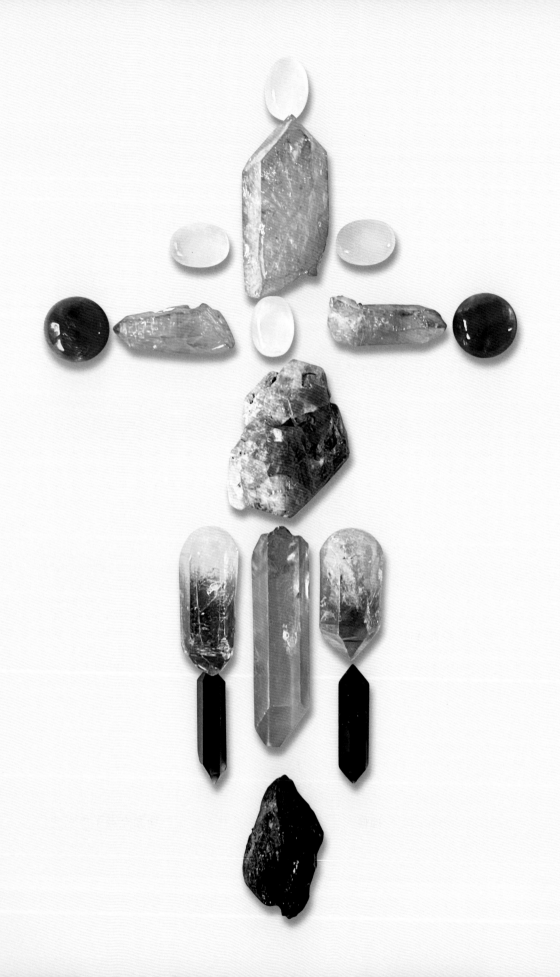

頭痛

　　頭痛可能是由緊張、肌肉勞損、眼睛勞損和情緒焦慮引起的。只要消除緊張或焦慮，通常有助於緩解頭痛症狀。請注意：如果在六十秒或更短時間內出現雷擊性頭痛（Thunderclap headaches），則是腦內出血、中風或腦動脈瘤引起的。請立即撥打一一九。

1. 在身體四周放置紫水晶。如果有晶尖，請將尖端朝外。在這些紫水晶之間放置一顆白水晶，讓能量相連起來，可在身體四周形成活力充沛的藍紫色能量場。

2. 在雙腳底下各放一顆煙晶，要跟中央足弓相接觸。如果有晶尖，請將尖端朝外（與身體相反方向）。

3. 在兩顆煙晶下方約二十到三十公分處，各放一塊較大顆的黑碧璽或其他黑色石頭，將精微體的能量深深扎根到地底深處。

4. 雙手各握一塊煙晶或其他褐色礦石，如果有晶尖，請指向地面。

5. 在胸部中央的心輪位置放一顆粉晶、粉紅碧璽或其他粉色水晶。

6. 接著，在腹部中央放一顆綠色水晶，在腰部兩側各放一顆紫水晶。如果有晶尖，請朝地面方向。

7. 在兩耳後方頭部兩側各放一顆紫水晶，如果有晶尖，請朝外，跟地面平行。

8. 以上水晶全部就定位之後，深呼吸，吸入紫水晶的光，隨著每一次吐氣，將身上的緊繃感全部釋放。

9. 全身放鬆後，將藍色天青石或其他淡藍色水晶放在前額中央和左右顴骨上，然後用淡綠色玉石或其他淡綠色水晶，將天青石圍繞起來。

10. 觀想你的前額有一道像天空一樣的開口，想像那個空間裡面充滿了柔和的藍光。

11. 飲用以紫水晶和藍紋瑪瑙製作成的能量水。

偏頭痛

1. 情緒焦慮、避孕藥、飲酒（尤其是紅酒）、巧克力、食品添加劑、睡眠不足或荷爾蒙變化，都可能導致偏頭痛。進行療癒之前，應查明原因，如果可能的話，請先將這些原因去除。

2. 在身體四周放數顆紫水晶，如果有晶尖，請朝外，然後在紫水晶之間放置白水晶，使其連結成一圈藍紫色光的氣場。

3. 在雙腳足弓下方放置一塊煙晶或其他褐色水晶，如果有晶尖，請朝下。雙手各握一顆褐色水晶，如果有晶尖，請指向地面。

4. 在煙晶下方約二十到三十公分處放一顆黑碧璽，用來排毒和深層接地。

5. 在心輪上放一顆粉晶，在腹部放一顆鋰雲母，可減輕噁心反胃，帶來深度平靜。

6. 在額頭中央放一顆天青石或藍晶，眼睛閉起來，在左右眼瞼上各放一顆黑色圓凸墜小水晶。將另一顆淡藍色礦石放在嚴重偏頭痛的那一側。

7. 雙手各握一顆紫水晶，隨著每一次呼吸，全身跟著放鬆。

8. 飲用紫水晶、煙晶和淡藍色水晶製成的能量水。

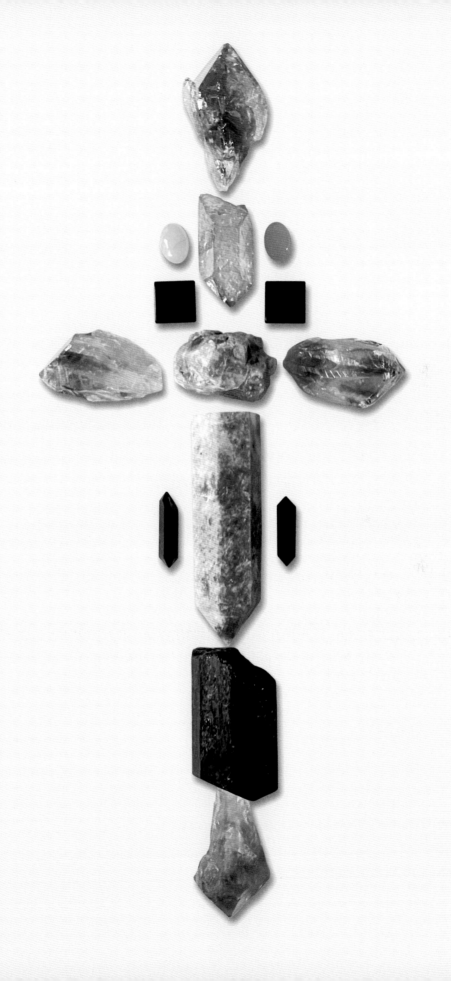

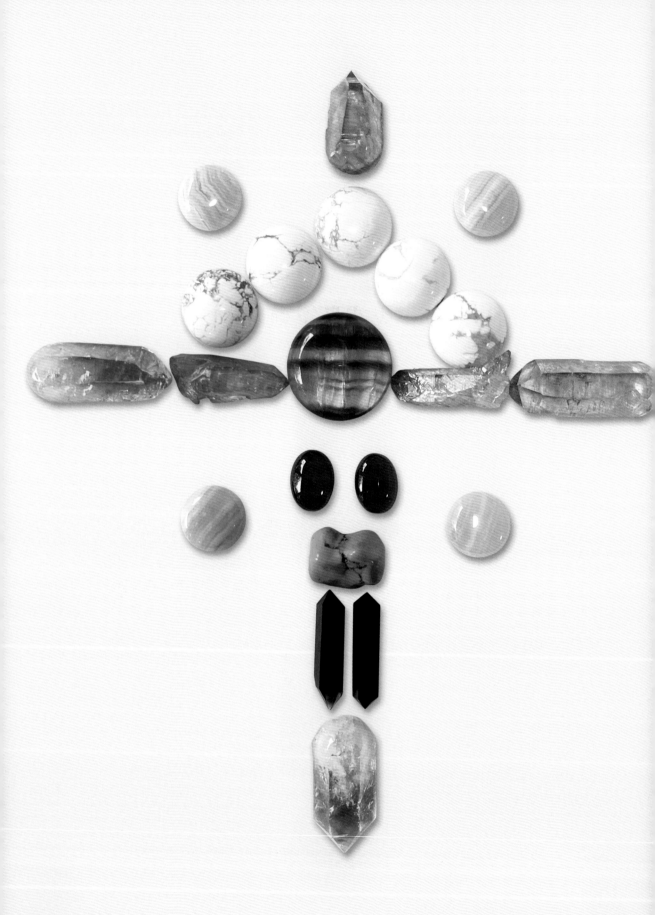

鼻竇炎或鼻子過敏

1. 用紫水晶和藍紋瑪瑙交替放置，將全身環繞起來。

2. 在額頭中央放一顆綠／紫／藍色螢石。在螢石兩側靠近太陽穴位置各放一顆藍紋瑪瑙、天青石或其他淡藍色水晶。

3. 在雙眼下方臉頰上各放一顆小的紅玉髓，有助於清除感染。

4. 在喉輪位置放一顆綠松石或藍綠色水晶。

5. 用白紋石、大理石或其他不透明的白色石頭將整個頭部圍繞起來。如果有晶尖，請將尖端朝外（遠離頭部）。

6. 在雙腳足弓下方放置一顆褐色霰石、煙晶或其他任何一種褐色水晶，尖端朝下。

7. 飲用以白色大理石、紫水晶以及瑪瑙製成的能量水。

神經系統或神經疾病

1. 將白水晶放在全身四周：一顆放在頭頂上方，一顆放在腳底下方，身體兩側等距放一顆、兩顆或三顆。在白水晶與白水晶之間放一顆黃色虎眼石，可安定神經系統。用白水晶將這些石頭的能量連結起來，形成一圈黃色能量場。

2. 在腹部胃輪放一顆黃晶，將另一顆黃晶放在肚臍眼上。雙手各握一顆黃晶，如果有晶尖，請將尖端朝外（手的相反方向）。

3. 將一顆橘色東陵玉或橘色瑪瑙，放在肚臍下方約 8 公分處。

4. 將一顆紅色石榴石或其他紅色水晶放在脊椎底端。

5. 在前額中央放一顆螢石。

6. 在頭部兩側耳朵上方，各放一顆白色紋石或白色大理石。

7. 在雙腳中央足弓下方，各放一顆煙晶或褐色礦石。

8. 用一顆單尖白水晶為每一塊礦石充電，然後在全身能量過度活躍或堵塞的地方將能量吸出來，從腳下的水晶排出去。請特別為黃色水晶多充電。

9. 飲用以黃晶製成的能量水。

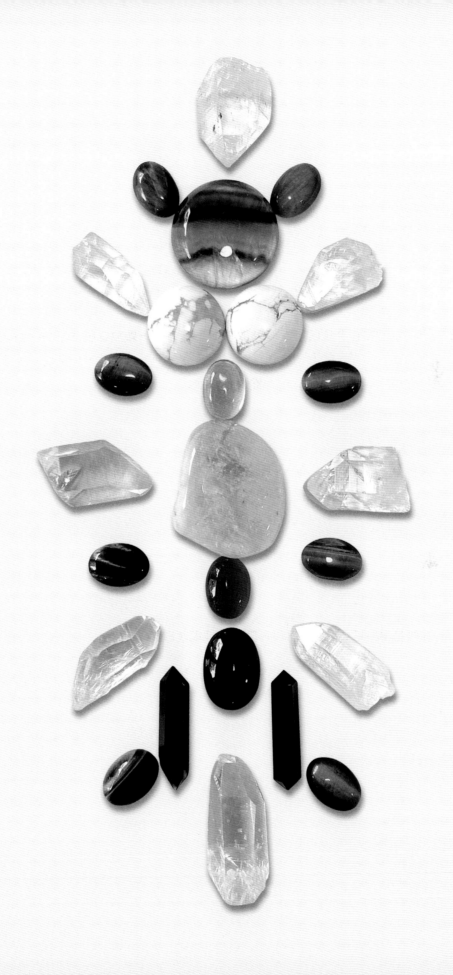

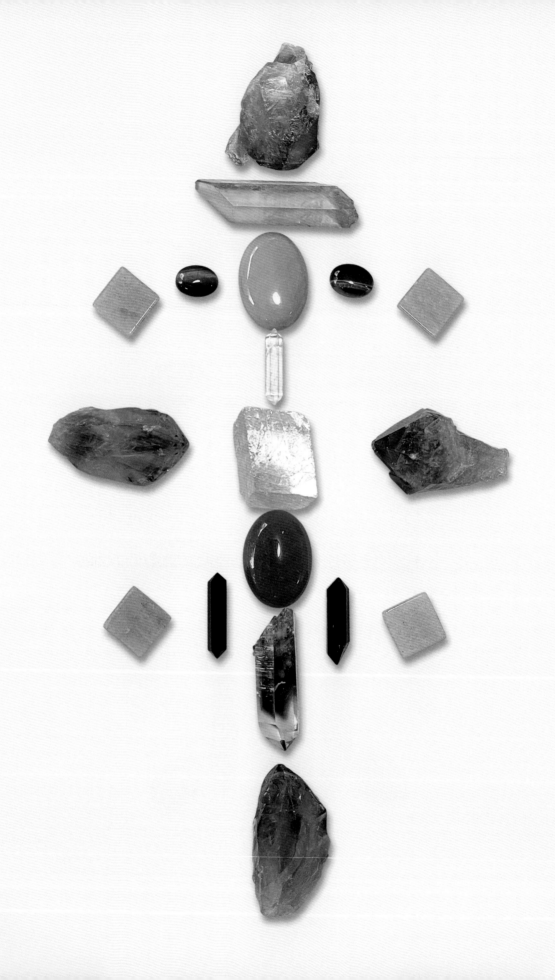

虛脫無力（腎上腺疲勞）

1. 在身體四周用紫水晶和綠色方解石、綠色螢石、綠色碧璽等其他綠色水晶交替放置，將全身環繞起來。

2. 在雙腳中央足弓下方各放一塊褐色霰石、煙晶或其他褐色水晶。將黑碧璽或其他黑色石頭放在褐色水晶下方約二十到三十公分處。將黑色礦石的尖端朝上指向身體，讓它吸收強大的、充滿活力的大地能量。

3. 將亮黃色方解石、黃晶或其他黃色水晶放在肚臍上方約七、八公分處，將另一顆黃色水晶直接放在肚臍眼上，再用較小顆的雙尖白水晶將這兩顆黃色水晶連接起來。將一顆黃晶或黃虎眼放在兩邊髖骨微微上方處，使它們跟肚臍那顆黃色水晶對齊成一直線，這樣可以同時幫腎上腺充電和放鬆。

4. 將一顆綠色碧璽放在心輪上，用深長、放鬆的呼吸，將這顆水晶的綠色能量吸進來。

5. 接著，在恥骨上方臍輪附近放一顆橘色瑪瑙或其他橘色水晶。現在，全身放輕鬆。

6. 飲用以黃晶、橘色瑪瑙、綠色東陵玉以及白水晶製成的能量水。

心臟健康

1. 在心輪放一顆粉色鋰輝石、粉紅碧璽或粉晶。

2. 在這顆粉色水晶周圍放四顆矽孔雀石或綠碧璽：上方一顆、下方一顆、左右兩側各放一顆。若有晶尖，請將尖端朝外。

3. 雙手各握一顆綠碧璽、矽孔雀石或其他綠色水晶，若有晶尖，尖端指向手臂。

4. 在胸部上方、喉部下方放一顆白紋石、白色大理石或白色月光石。另一顆放在腹部，然後在中央粉色水晶與右邊綠色水晶的右側也放一顆，中央粉色水晶與左邊綠色水晶的左側再放一顆。這樣就形成了一個十字圖案，正中央是粉色水晶。

5. 在尾椎放一顆紅色石榴石或紅碧玉，在雙腳之間放一顆紅色赤鐵礦。

6. 用四到八顆白水晶將整個身體環繞起來，晶尖朝內指向身體。觀想這些水晶全部連接在一起，在身體周圍形成一道充滿活力但非常舒服的氣場。

7. 依據實際需要，用你的白水晶來移動心臟的能量，將堵塞拉出來或將能量送進去。

8. 飲用以綠碧璽或另一種綠色水晶、粉色鋰輝石或另一種粉色水晶，以及白水晶製成的能量水。製作前先幫這些水晶做心臟療癒編碼。

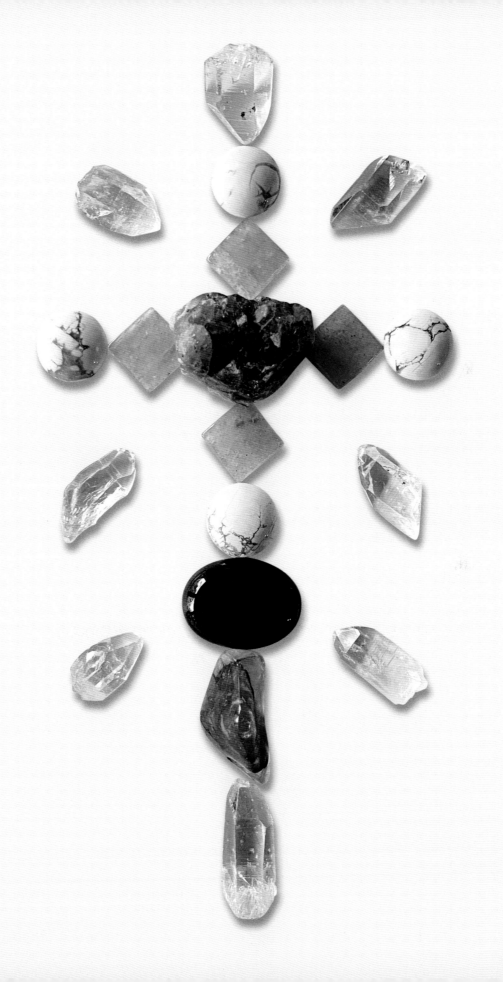

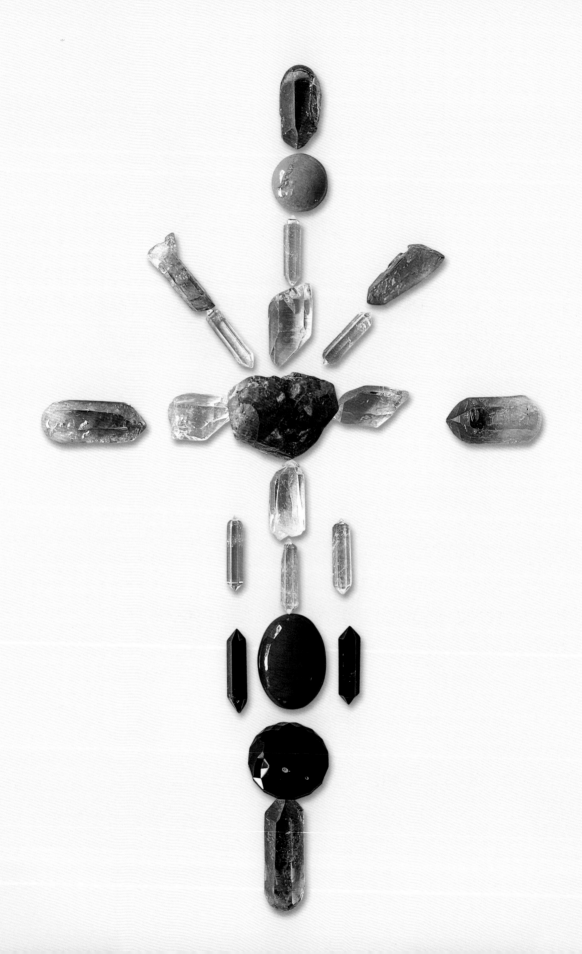

心血管和血壓

　　心血管系統疾病和高血壓不僅與心臟有關，也跟神經系統疾病、甲狀腺機能減退、焦慮，以及肺部或呼吸問題（比如哮喘、支氣管炎和肺氣腫）有關。心血管疾病和高血壓也可能跟深層靜脈血栓（血凝塊）問題相關連。血栓可能會順著血液流到心臟或肺部，因此要非常注意，如果你發現腿部顏色變成蒼白，請立即就醫。

1. 在身體上下左右、距離身體大約三十公分處，各放一顆紫水晶，如果有晶尖，請將尖端朝內指向身體。

2. 雙手各握一顆紫水晶，如果有晶尖，請將尖端指向手臂。

3. 在雙腳中央足弓下方，放一塊煙晶或其他褐色石頭。

4. 在腳下方大約十五公分處放一塊黑碧璽或其他黑色礦石，如果有晶尖，請將尖端指向地面。

5. 在心輪放一顆粉色鋰輝石或粉晶，周圍用四顆矽孔雀石圍繞起來。

6. 在喉輪放一顆小綠松石或藍綠色水晶。

7. 左右肺部能量中心（大約位於心輪兩側上方、肩窩以下約七公分處）各放一塊藍紋瑪瑙、天青石或其他淺藍色礦石。

8. 將一顆紅瑪瑙、紅色赤鐵礦、紅碧玉或其他不透明的紅色礦石放在尾椎處。

9. 在肺部能量中心和心輪的石頭之間，還有喉輪和心輪的石頭之間，都分別放置小顆的雙尖白水晶。在雙手的上臂和下臂各放一顆雙尖白水晶，在心輪和尾椎紅色水晶之間放三顆雙尖白水晶，在左右大腿和小腿各放一顆雙尖白水晶。觀想，一道強大、清澈、充滿活力的光束，沿著這些通道將每顆水晶連結起來。

10. 用一顆單尖白水晶來檢查上述每一條通道，看是否有找到任何堵塞或障礙物。同樣用這顆水晶，將堵塞和障礙物從心臟和肺部吸出來，然後從腳底排出。

11. 飲用以煙晶、紫水晶、綠色碧璽或其他綠色水晶製成的能量水。飲用時將全身放鬆。

甲狀腺和新陳代謝

　　甲狀腺負責調節新陳代謝，有可能過度活躍（機能亢進），也有可能活動力不足（機能低下）。如果甲狀腺功能低下，你的新陳代謝就會下降。如果甲狀腺亢進，新陳代謝就會過快。作為全身內分泌系統的一部分，甲狀腺跟位於腦底部的腦下垂體和下視丘屬於同一條迴路。因此，療癒甲狀腺時也應該把這兩種腺體的治療包含進來，讓它們的能量彼此保持平衡，才能一起完成工作。

1. 將一顆綠松石或藍綠色水晶放在喉輪。

2. 一顆寶藍色藍銅礦、青金石或其他寶藍色水晶放在第三眼脈輪。

3. 將另外兩顆寶藍色水晶放在顱骨底部，一顆放在脊髓右側，另一顆放在脊髓左側。

4. 在肚臍下方約七公分處放兩顆琥珀，一顆放在右髖骨內側七公分處，另一顆放在左髖骨內側七公分處。

5. 雙手各握一塊綠松石。

6. 在頭頂上方放一顆紫水晶，在腳底下方十至十五公分處放一顆煙晶或其他褐色礦石，居中放，跟左右腿保持等距。

7. 用你的白水晶為位於喉輪中央的甲狀腺補充能量、或降低能量。

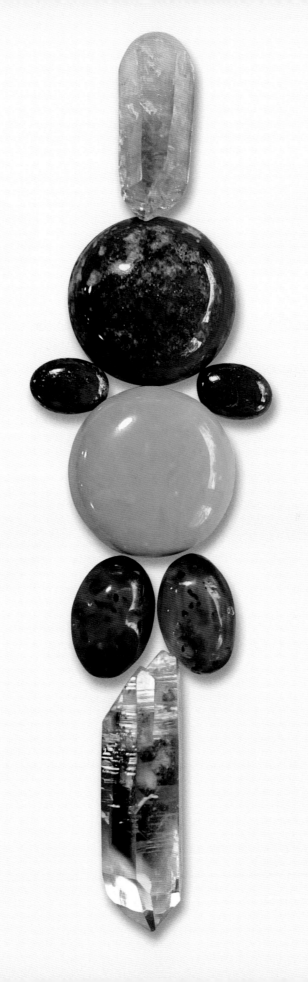

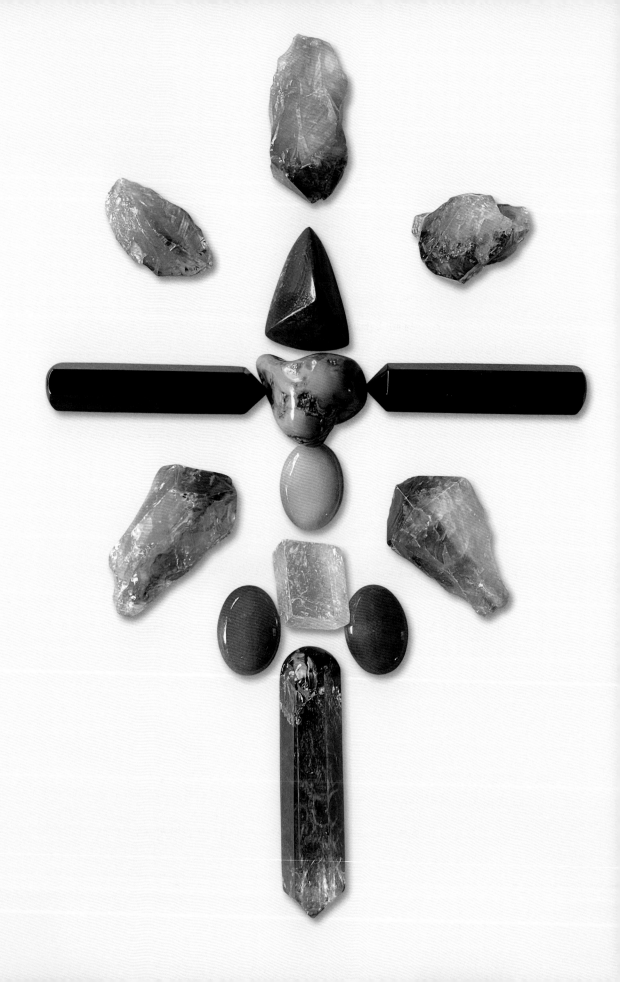

腺體健康與荷爾蒙平衡

　　腺體系統，也稱為內分泌系統，和神經系統相互關聯，彼此交互影響。基本運作機制是，下視丘（主控中心）接收來自神經的訊息，然後與腦垂體進行通訊。垂體（主腺體）透過釋放荷爾蒙來調節其他腺體。內分泌系統的腺體包括腦下垂體、甲狀腺、副甲狀腺、胸腺、性腺（卵巢和睾丸）、胰腺、下視丘、腎上腺。這些腺體控制我們身體的生長、基本動力、以及身體的情緒、體溫、性別認同、組織修復和能量生成。以下這個水晶陣有助於讓所有腺體維持平衡和活力。

1. 用煙晶和紫水晶交替放在身體四周，頂輪上方放紫水晶，腳底下方放煙晶，身體兩側的水晶要保持平行等高。若有晶尖，請朝內指向身體，不過，腳底下方的那顆煙晶尖端要朝下。這樣就形成一圈具有鎮定和療癒效果的氣場。

2. 一顆寶藍色青金石或其他寶藍色水晶放在第三眼脈輪，對應腦下垂體。

3. 一顆綠松石色或藍綠色水晶，放在喉輪上，對應甲狀腺和副甲狀腺。

4. 一顆黃晶或其他黃色水晶放在腹部，另一顆放在肚臍上方，對應腎上腺和胰腺。

5. 女性（處理卵巢問題）：將兩顆橘色琥珀或其他橘色水晶平行放置在肚臍下方約七公分處，兩顆水晶相距約十公分。

6. 男性（處理前列腺／睾丸問題）：在脊柱底部放一顆紅色石榴石或其他紅色礦石。

7. 雙手各握一顆紫水晶。

8. 用你的單尖白水晶幫各個腺體建立平衡，有些可能需要刺激、有些則需要降低能量。

9. 做幾次深長、緩慢柔和的深呼吸，讓身體和心靈進入放鬆狀態。

肺部

1. 將八顆白水晶等距放在身體四周，晶尖全部朝外，其中一顆放在頭頂上方，另一顆放在腳底下方。觀想這些水晶全部連起來，形成一個從身體內部延伸到身體外部的能量場。

2. 將一顆粉晶放在心輪上。

3. 將兩顆藍色鋰輝石、藍紋瑪瑙或其他淡藍色水晶放在左右肺部的能量中心點（大約位於心輪兩側上方、肩窩以下約七公分處）。為了放大其作用力，在每一顆淡藍色水晶的四周各放四顆小顆白水晶。

4. 在胸骨正中央、淡藍色水晶和白水晶之間，放一顆赤鐵礦。

5. 雙手各握一顆紫水晶，如果有晶尖，請朝內指向身體。

6. 做幾次深長緩慢的深呼吸，觀想，淺藍色的光隨著吸入的空氣進入肺部，然後肺部裡面所有的阻塞隨著吐氣而排出，穿過腳底，進入底下。

7. 飲用以一顆淡藍色水晶、一顆紫水晶和一顆白水晶製成的能量水。

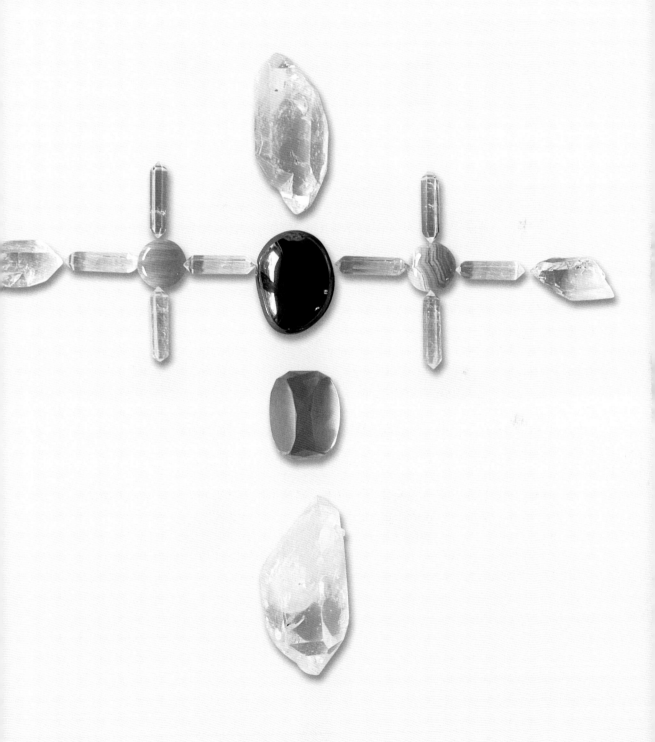

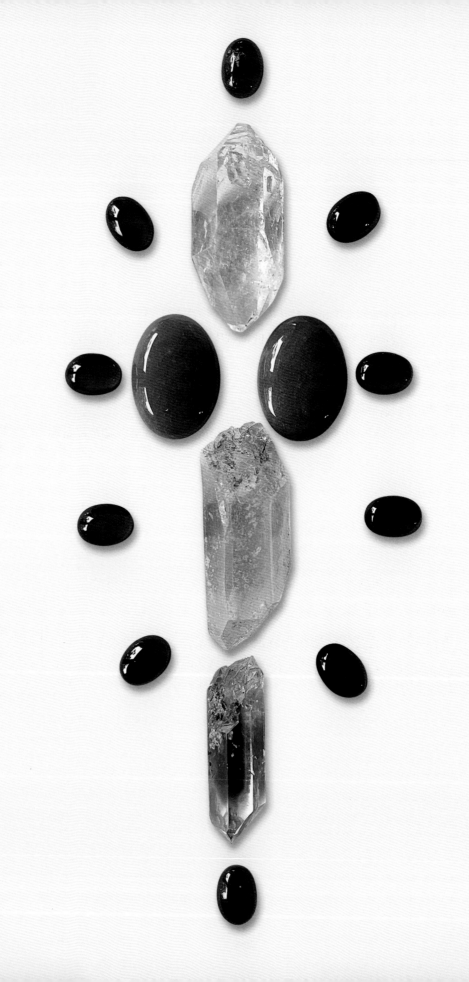

腎臟

　　這個水晶療癒陣形可以刺激腎臟功能。由於高血壓會對腎臟帶來負面影響，因此你可能需要同時用你的石頭來降低這個影響力。進行針對血液問題的水晶療癒也會有幫助，因為腎臟是負責過濾你的血液。

1. 將橘色瑪瑙或已做過橘色編碼的白水晶平均放在身體四周。用你的單尖白水晶將這些水晶的能量連接起來，在身體周圍和內部形成橘色能量場。

2. 在左右腎臟上各放一顆橘色瑪瑙、橘色東陵玉或其他橘色水晶，位置大概是在肋骨下方的脊柱兩側。水晶放在身體正面或背面都可以。

3. 將一顆黃晶、黃色霰石、黃色磷灰石或其他黃色水晶，放置在腹部中央的胃輪上。

4. 接下來，將黑碧璽、縞瑪瑙或黑瑪瑙，放在腳底下約十五公分處，協助將毒素排入地底下。

5. 用你的白水晶在每一顆橘色水晶繞圈並給與刺激，如果有感覺到任何堵塞，就將它清除。然後，做幾次深長緩慢的深呼吸，同時一邊用你的水晶刺激腹部上的那顆黃色石頭，觀想它的能量在胃輪流進流出。

6. 飲用以橘色瑪瑙或其他橘色水晶、黃晶或其他黃色水晶，以及白水晶製成的能量水。

肝臟、脾臟和膽囊

注意：在處理 C 型肝炎病毒、肝硬化，或是肝臟脾臟或膽囊感染時，請務必配合醫療專業人員的醫囑，尤其如果器官有腫脹情形的話。

以下這個水晶陣形，可以同時刺激這三個器官的消化和血液過濾功能。

1. 將橘色瑪瑙或做過橘色編碼的白水晶平均放在身體四周。用你的單尖白水晶將這些水晶的能量連接起來，在身體周圍和身體內部形成一圈橘光能量場。

2. 在左右兩側下肋位置各放一顆橘色瑪瑙（脾臟位於肋骨下方的腹部左側，肝臟在脾臟右邊）。

3. 接下來，將一顆粉晶、粉色鋰輝石或其他粉色水晶放在心輪上。

4. 用一或兩顆小顆雙尖白水晶，把心輪的粉色水晶跟兩側肋骨的橘色水晶連接起來。

5. 再用另外兩顆雙尖白水晶，將左右兩顆橘色水晶連接起來，形成一個三角形。

6. 將黃色磷灰石、黃色霰石、或其他黃色水晶放在腹部的胃輪上。然後，將另一顆黃色水晶直接放在肚臍眼上，再用一顆或兩顆雙尖白水晶，將腹部的黃色水晶與心輪的粉色水晶連接起來。

7. 在腳底下方約二十至三十公分處，放一塊黑碧璽或其他黑色水晶。如果有晶尖，則將尖端指向下方。

8. 用一顆單尖白水晶來掃描檢查這些能量通道，幫水晶充電以改善器官功能。然後，掃描檢查一下從各個器官到黑色石頭的能量通道，同時觀想，將這些器官裡面的毒素抽出來然後釋放掉。如果你感覺到哪裡有堵塞，請用白水晶將堵塞清除，沿著這條通往黑色石頭的通道，往下排出到地底下。

9. 飲用以橘色瑪瑙或其他橘色水晶、黃色水晶，以及白水晶製成的能量水。

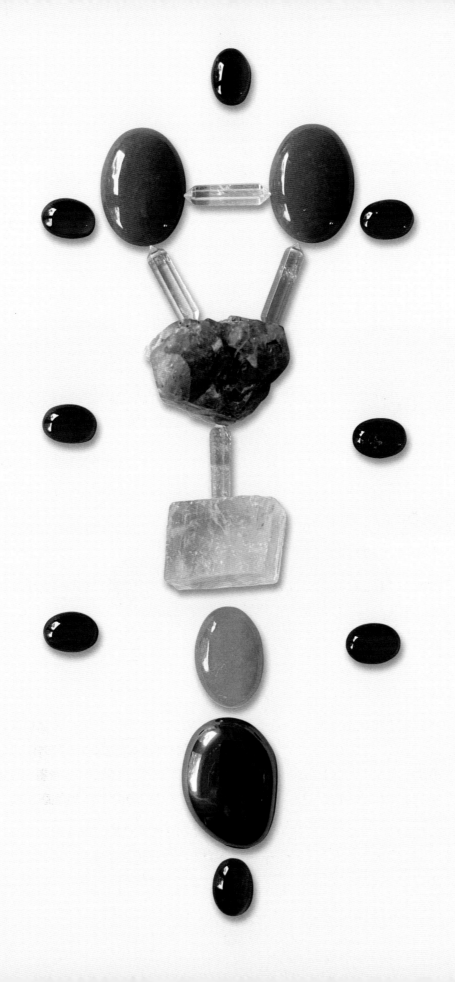

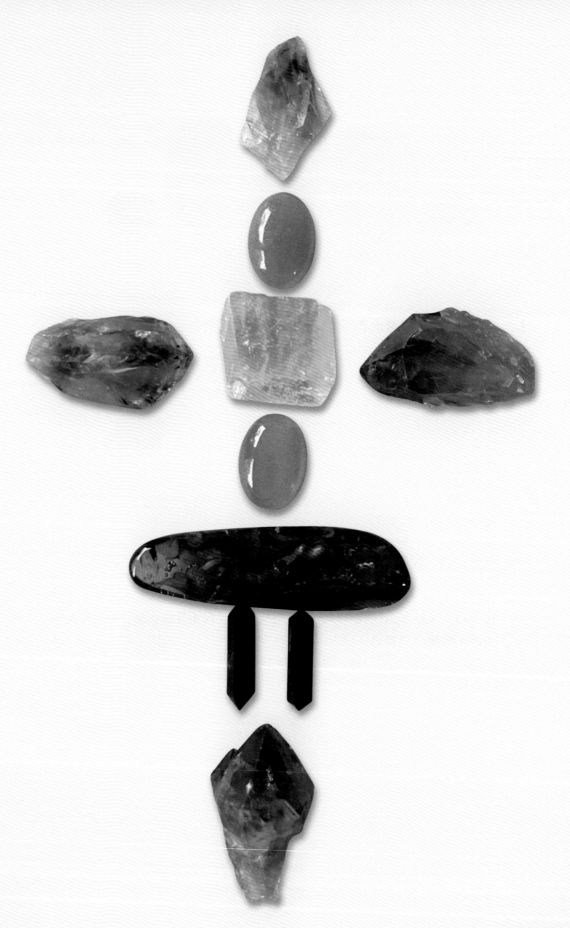

胃和腸道

1. 在身體四周放置紫水晶，尖端朝內。一顆放在頭頂上方，另一個放在腳底下方，身體兩側平均各放一到三顆。

2. 在兩腳足弓中央下方，各放一塊褐色石頭或煙晶。

3. 接著，將一顆黃色方解石或其他黃色水晶直接放在肚臍眼上。另外再拿兩顆黃色方解石，一顆放在肚臍眼上方約五公分處，另一顆放在肚臍眼下方約五公分處。

4. 將橘色瑪瑙或其他橘色水晶放在腹部，大約恥骨上方二至五公分處。如果你覺得腸子需要多一點舒緩的能量，請使用橘色系琥珀。

5. 雙手各握一塊黃色方解石。如果有晶尖，請將尖端朝向手臂，讓能量可以送進身體。

6. 用一顆單尖白水晶在肚臍眼上方螺旋繞圈，從那顆黃色水晶正中央開始向外繞。如果你感覺腸子或胃部有任何阻塞，請用白水晶將它們拉出來，然後往身體下方排出，通過雙腳底下的褐色石頭，進入地底下。你也可以在有堵塞的部位放一顆紫水晶或一小顆黃色水晶，促進堵塞順利排出。

7. 飲用以黃色、橘色以及褐色水晶製成的能量水。

腦部功能

注意：如果你自己或你正在做療癒的人中風了，請立即撥打一一九。中風症狀包括：

- 言語不清
- 面部、雙腿或手臂突然無力和麻掉
- 視力變模糊
- 身體失去平衡或失去控制力
- 頭暈
- 劇烈頭痛
- 無法了解和解讀外部訊息，無法做決定

以下是一個力量強大的水晶療癒陣形，有助於平衡左右腦，讓心智順暢運作，順利做出決定。還能促進神經連結，改善大腦整體功能。此外，你也可以用這個水晶療癒法，將更高層次的意識帶入到你的精神意識之中。

1. 將數顆白水晶平均放在身體四周，觀想一圈強烈、明亮的光和能量氣場將你整個人包圍起來。

2. 將一顆黑碧璽或其他黑色水晶放在腳下約十五公分的正中央位置，但也要包在白水晶的能量光環內部（接地能量愈強，頂輪就愈容易打開）。

3. 將一顆紫水晶放在頂輪上方，同樣要放在清澈明亮的白水晶光環內。如果是單尖紫水晶，則將尖端朝上。

4. 在第三眼脈輪位置放一顆堇青石、藍色青金石或藍銅礦。

5. 在兩側太陽穴各放一顆堇青石、藍色青金石或藍銅礦，位置大約在耳上以及距離耳部大約二至三公分處。

6. 在心輪位置放一顆粉晶，來平衡心理能量。

7. 接下來，在前額中央放一顆二至四公分長的雙尖白水晶，將第三眼脈輪的藍色水晶與頂輪上方的紫水晶之能量連結起來。

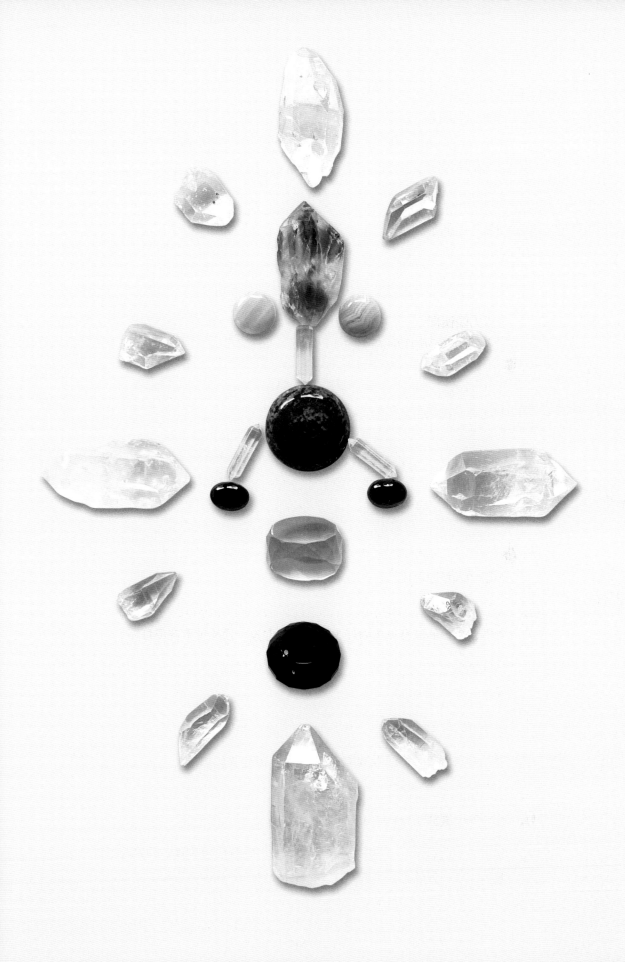

8. 然後，將兩顆二至四公分長的雙尖白水晶放在前額左右兩側，讓第三眼脈輪的藍色水晶與太陽穴的堇青石或藍色水晶都連結起來。

9. 接下來，將兩顆藍色方解石（或其他淺藍色水晶）放在頭上，位置在耳朵和頂輪之間。如果有晶尖，請將尖端指向耳朵外側。

10. 現在，開始做幾次深長、緩慢、輕柔的呼吸；同時隨著呼吸讓全身放鬆。

11. 用一顆單尖白水晶來掃描，檢查從第三眼脈輪上水晶到頂輪上方紫水晶的這條能量通道，繼續往上走，穿過最外圍那顆白水晶。然後折回來，檢查從頂輪上方的紫水晶再到第三眼脈輪上水晶的這條能量通道。接下來，將你手上的白水晶從頭部一側移動到另一側，將兩側太陽穴的這兩顆堇青石或寶藍色水晶連結起來。重複這整個過程，至少三分鐘或更長時間。過程中，將注意力聚焦在第三眼脈輪。如果這個過程讓你開始頭痛，就停下來，將第三眼的聚焦凝視放鬆，前額也整個放鬆。當你感覺恢復正常，就可以重新開始。任何時候都完全不要給自己壓力。

Chapter 10
用水晶來處理常見心理／
情緒問題

　　身體、心智頭腦、情緒全都互相關聯、相互交織。情緒也是心智頭腦的一種功能。你先在心智頭腦做出決定，接著才產生情緒反應，然後這個情緒反應又可能導致另一種想法和另一種情緒反應出現。同時，這些想法和感覺也會反過來影響你的身體——有時影響很輕微，有時影響很大。舉例來說，假設你認為沒有人喜歡你，你可能會感到心情沮喪。這種憂鬱心情會讓你感到昏昏欲睡，呼吸變得很淺，結果可能反過來影響你的肺部功能，或引起感冒、染上流感，而這個疾病也可能會反過頭來加重你的憂鬱，讓你更加確認果真沒有人喜歡你。這種思想、情緒以及身體反應的循環迴圈，可能永無止盡，而且會不斷自我延續。

　　當身體失去平衡，很有可能代表心智頭腦和情緒也同樣失衡了。因為心理／情緒狀態經常與身體病痛緊密交織在一起，只要其中一項的病症得到療癒，另一項可能就跟著痊癒了。

　　以下就介紹幾種常見的心理／情緒問題，以及如何用水晶來進行療癒。這些療癒技術同樣也可能有助於緩解相關的身體疾病。

憤怒

1. 在心輪位置放一顆粉晶，周圍上下左右各放一顆白水晶，晶尖朝外。

2. 在腹部胃輪放一顆具有鎮定效果的綠色方解石（如果憤怒感很強烈，可換成綠色孔雀石），然後將另一顆綠色方解石或孔雀石放在肚臍眼上。

3. 在喉輪上放一顆綠松石，在左右顎骨頂端各放一塊具鎮定效果的藍色方解石、天青石或其他淺藍色水晶。

4. 接下來，將黑碧璽或其他黑色水晶放在腳底下方約十五公分處，如果有晶尖，請朝下，以協助將憤怒從身體排出。

5. 將藍色堇青石、青金石或其他寶藍色水晶，放在第三眼脈輪位置以提升內在洞察力。

6. 在身體四周放幾顆清涼的綠色水晶，如果有晶尖，請將尖端朝外。

7. 做幾次深長的呼吸，感覺呼吸氣息在你的心輪流進流出。每一次吸氣，觀想一道美麗的粉紅色光進入心輪。每一次吐氣，全身跟著放鬆，想像憤怒從你的腳底流入大地底下。持續這樣做，只要你喜歡，要做多久時間都可以。

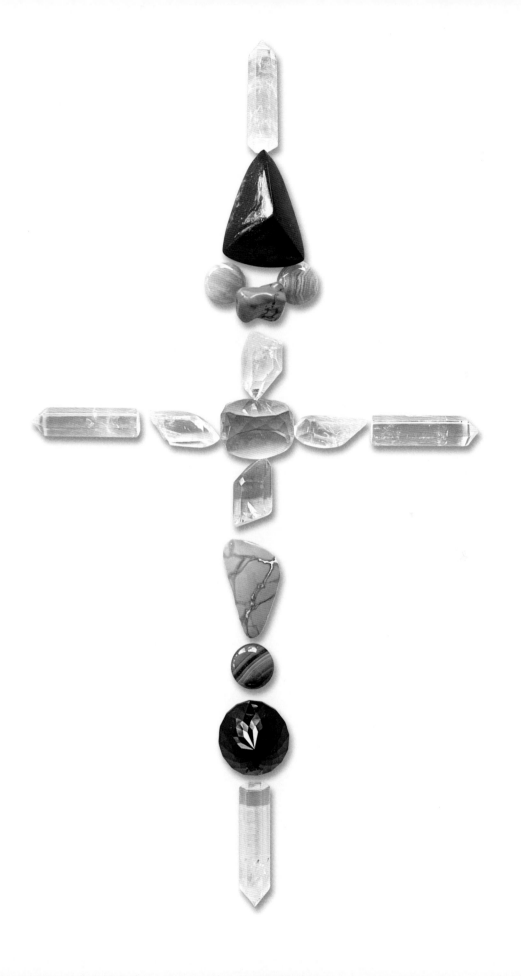

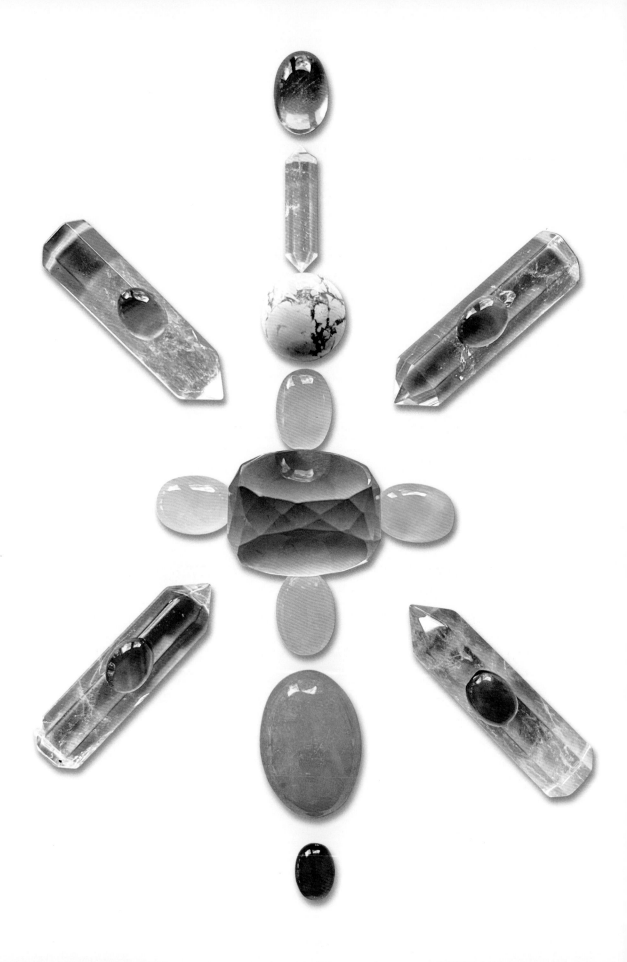

憂鬱

憂鬱是因為憤怒轉向內在對著自己，沒有向外表達所造成，也可能是因為無助或孤單感引起的。憂鬱會讓人感到空虛、人生灰暗及昏昏欲睡。以下這個水晶療癒陣形，可同時為心智頭腦和精神靈魂帶來提振效果。

1. 在身體四周上下左右各放幾顆淡黃色方解石、黃晶或其他透明的鮮黃色水晶。如果有晶尖，請將尖端朝向身體。用單尖白水晶將這些水晶的能量連接起來，在身體周圍形成一圈明亮、活力飽滿的黃色光環氣場。

2. 雙手各握一塊粉晶或其他粉色水晶。

3. 在心輪位置放一顆粉晶或其他粉色水晶，然後在它四周放四顆較小的淺綠色水晶，將它環繞起來。想像呼吸氣息在這個脈輪進出，你的整個心輪，還有整個身體，全都填滿了粉紅色的光。如果心思飄走了，請將它帶回到你的呼吸，以及這充滿愛與慈悲氛圍的粉紅色光中。至少持續三分鐘。

4. 接下來，在肚臍眼放一顆鮮黃色水晶，想像你的呼吸氣息在這顆充滿愉快氛圍的黃色水晶進進出出。每一次吸氣，想像它明亮的黃色光芒填滿你的身體。專注在這個觀想畫面，至少持續三分鐘。

5. 現在，在第三眼脈輪位置放一顆白紋石或其他不透明的白色水晶，讓你的思緒頭腦平靜下來。在頂輪位置放一塊透石膏或雙尖白水晶，想像呼吸氣息從第三眼脈輪流進來，從頂輪流出去。接著想像，呼吸從頂輪流進來，然後從第三眼脈輪流出。至少持續三分鐘。

6. 做幾次悠長、深沉、放鬆的呼吸。想像自己漂浮在粉紅色光的能量場裡面，外圍是一圈明亮、愉快的黃光。至少持續三分鐘。

羞恥感

　　當你小時候的主要照顧者或你的父母不願對你表達他們的愛，甚至鄙視你，好像你天生就有缺陷，就是這種童年時期的創傷造成了你的羞恥感。有時候，當你實際上做錯事，或是你想像自己好像做錯什麼事，也會出現這種羞恥反應。無論是哪一種情況，無論是對於童年的主要照顧者、對你自己和你所犯的過錯，或是你自己所想像的缺點，你都需要原諒他們。

1. 在身體四周放置紫水晶或其他紫色水晶，如果有晶尖，請將尖端朝內。其中一顆放在頭頂上方，另一顆放在腳底下方，身體兩側平均等距各放一到三顆。觀想，你的身體被一圈柔和的、紫色的、接納的、寬容的、療癒的光環所圍繞。

2. 將兩顆煙晶或其他褐色礦石放在腳底中央，然後在其下方中間位置，放一塊黑碧璽或其他黑色礦石，但要在外圍那圈紫水晶之內。

3. 雙手各握一顆紫水晶或紫色晶礦，如果有晶尖，將尖端朝向手臂。

4. 接著，將粉色鋰輝石、粉晶、或其他粉紅色水晶放在心輪上。然後在它的四周上、下、左、右各放一顆綠色碧璽或其他綠色水晶，將粉色水晶環繞起來。如果有晶尖，請將尖端指向心輪。然後在每一顆綠色水晶之間，放一顆白紋石或其他具有清涼鎮定效果的不透明白色石頭。

5. 將一顆綠色碧璽、綠色方解石或其他綠色水晶，放在腹部中央。

6. 現在，全身放鬆，將注意力放在心輪。做幾次悠長的深呼吸。吸氣時，想像心輪往外擴大，散放出美麗的粉紅色光芒。吐氣時，將你內心所有的羞恥感或覺得自己沒有價值的這些感覺全部釋放出去。想像它們從你腳底離開，進入地底深處，然後轉化為滋養的接納能量。持續這樣做，至少三分鐘。

7. 接下來，再次將注意力放在心輪，觀想它發出明亮的粉紅色光。在心裡默默複誦這句話：「我善良有品，而且高尚正直。我原諒自己，也原諒所有傷害過我的人。我是值得尊重的人。」重複至少三分鐘，或直到你覺得可以停下來。

8. 你可能需要重複做這個水晶療程才能達到明顯效果，可以試著在三十天內重複做這個練習。

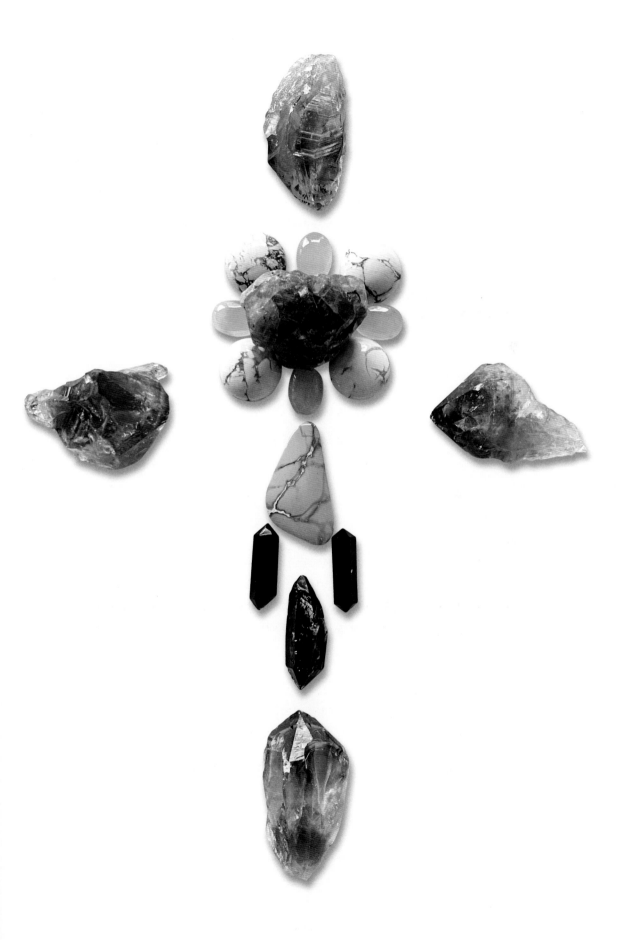

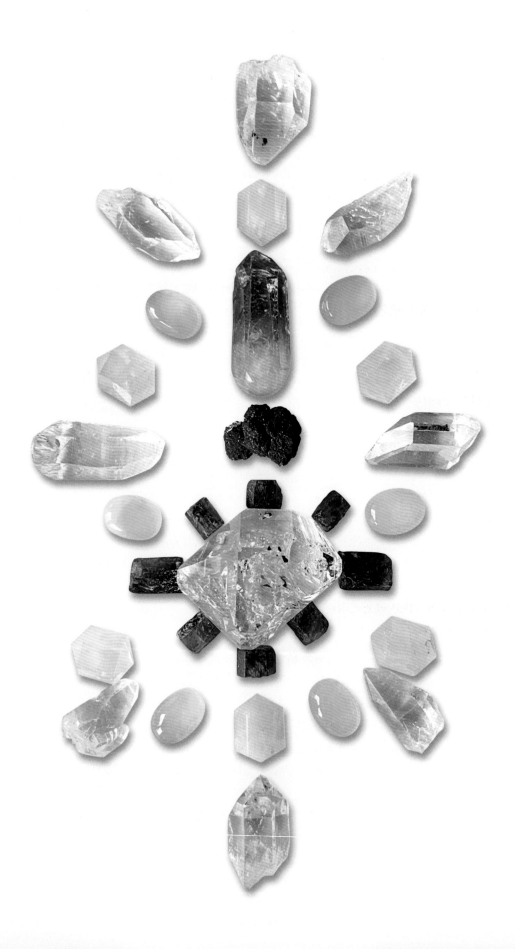

愛與慈悲

　　讓自己活在愛的狀態，跟「戀愛」不同。活在愛的狀態中，是持續且持久的，不會受到生活中發生的事情影響。戀愛則是來來去去，通常取決於你的生活環境。只要戀情還持續，可以讓人一直處在興奮狀態；但讓自己活在愛的狀態中，會讓人內心更感到無限滿足。要達到這個狀態，首先你要能接納自己、接納別人、接受生命原原本本的模樣。然後，你必須選擇專注於讓你內心感到滿足的東西，而不是專注於你缺少的、感到失望的、或你所害怕的東西。目標是：不要去批評，而是要具備明辨力。當你活在愛的狀態中，你往往也會吸引愛情來到你身邊，讓你得以擁有深層且充實的情感關係。

　　以下這個水晶療程，可以幫助擴大你的理解力與你的心胸，為你打開更高的視野，讓你能夠活在一種深刻深沉的愛之中。

1. 以綠色碧璽（或其他綠色水晶）和粉晶（或其他粉色水晶）相間，擺在身體四周。用你的單尖白水晶將這些石頭的能量連接起來，形成一圈粉色和綠色交織的能量光環。

2. 在這圈粉色和綠色水晶之外，放一圈雙尖白水晶，從頭頂上方開始放。如果是單尖白水晶，則將尖端朝向身體。

3. 在頂輪位置放一顆大尺寸的單尖紫水晶。

4. 在心輪位置放一顆高度和寬度至少 3 公分的赫基蒙鑽。如果手邊沒有這種鑽石，可以用一顆至少 4 公分高、2 公分寬的雙尖白水晶來代替。將這顆水晶放到心輪之前，先將它完全淨化，雙手捧著，用宇宙最高階、最清晰明亮、最包含愛和永恆的能量，為它編碼。

5. 然後在這顆赫基蒙鑽或白水晶的四周，放綠色碧璽或其他深綠色水晶，將它環繞起來。一顆放在這顆心輪水晶的上方，一顆放在下方，左右兩側也各放一顆。如果你想讓這個位置的能量更放大，可以在最早放置的水晶和心輪水晶之間放尺寸較小的綠色水晶，這樣就可以用八顆綠色水晶把心輪水晶環繞起來。

6. 雙手各握一顆紫色水晶，如果是單尖，尖端朝向手臂。

7. 將藍銅礦、青金石或其他深寶藍色水晶放在第三眼脈輪位置。

8. 所有水晶都就定位之後，做幾次悠長深沉的呼吸，讓全身放鬆下來。每次吸氣，小聲發出 om（ohm）的聲音，同時想像你的呼吸從頂輪那顆紫水晶流進來。每次吐氣，小聲發出 ram（rahm）的聲音，同時想像你的呼吸氣息從心輪那顆水晶流出。然後反向再做一次，吸氣時，觀想呼吸從心輪流入，同時發出 om 這個音，吐氣時，觀想呼吸從頂輪流出，同時發出 ram 這個音。練習這個冥想至少七分鐘，如果你喜歡，也可以把時間加長。

9. 完成上一步驟之後，將注意力集中在心輪，同時小聲複誦：「我就是愛。」持續這個冥想至少三分鐘。

悲傷

因為失去你所愛的人或事物而感到悲傷，這都是正常反應。作為一名治療師，很重要的是要意識到，悲傷沒有時間表：永遠沒有所謂的「正確時刻」一到，就要一個人走出悲傷。事實上，悲傷不可能有真正的盡頭：一開始是劇烈的痛楚，然後變形成為某種更令人心酸憂愁的東西，最後內化成為我們這個人的一部分。與其試圖讓悲傷消失，水晶療癒的目標應該放在將劇烈痛苦轉化為接納。也就是說，當某人因為悲傷而出現虛弱煎熬的情況，水晶治療應該要設法讓他減輕這種感覺，讓他們有力量活下去。當你在為別人進行水晶治療時，你一定會想要提供愛的支持與協助，將對方失去親人的痛苦化為平靜與接納。以下這個水晶療癒技術，應該能夠證明，不管對方是處在悲傷的哪一個階段，都能幫助他們穿越黑暗走向光明。

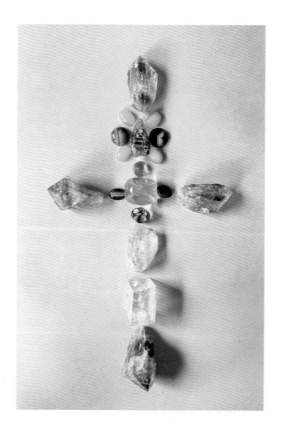

1. 將紫水晶放在身體四周，如果有晶尖，請將尖端朝外。使用一顆單尖白水晶將這些紫水晶的能量連結起來，形成一圈讓人感到安心平靜的紫光能量場。

2. 雙手各握一顆紫水晶，如果有晶尖，請將尖端朝向手臂。

3. 在心輪位置放一顆粉晶。

4. 全身放鬆，開始做深沉悠長的深呼吸。觀想，每一次的呼吸在心輪流進和流出。以此方式呼吸，至少持續三分鐘。

5. 拿一顆單尖白水晶，將身體四周的紫光能量掃進身體裡面。掃的時候，想像整個身體、心智頭腦和心靈，都被這張溫暖舒服的紫色光毯全部包在裡面。讓你的身體、思想和情緒都徹底放鬆。這個過程至少持續三分鐘。

6. 在腹部中央放一顆綠色方解石、綠色霰石、或綠色孔雀石。想像，你悠長深沉的呼吸現在正在這顆水晶流進流出，同時讓腹部整個鬆軟和放鬆下來。

7. 在胃輪位置放一顆柔和的黃色琥珀、黃色方解石、或其他種柔和的黃色水晶。

8. 閉上眼睛，在雙眼眼瞼上各放一塊圓凸墜的綠色孔雀石、綠色玉石、綠東陵或其他小顆的綠色礦石。

9. 在喉輪放一小塊顏色柔和的藍色方解石、藍晶石或其他淡藍色水晶。另外在兩側太陽穴、顎骨和嘴部兩側各放一顆顏色柔和的藍色水晶。

10. 繼續做深長的呼吸。感受你的呼吸氣息在心輪流進和流出。讓胸部和心臟區域隨著每一次呼吸都更加放鬆。

11. 在心輪那顆粉晶四周，放四顆小粒黃晶或其他黃色水晶，形成一個十字圖案。

12. 用單尖白水晶繞著心輪位置的這些水晶畫圈，同時觀想，有一道柔和但明亮的黃色光進入心輪之中。隨著每一次呼吸，想像這道黃光流入心輪，最後全身都充滿金黃色的光。

13. 隨著每一次呼吸，想像你自己往上流入這道金色光芒之中，最後你感覺自己與這道光完全融合在一起。

14. 維持這個金色光芒的畫面，同時小聲複誦這句話：「我從黑暗走向光明，我感到精神奕奕。」持續重複這句話至少三分鐘。這句話也很適合在平常生活中不斷練習。

15. 隨身攜帶紫水晶、粉晶、黃晶或其他類似顏色的水晶，隨時提醒自己從黑暗走向光明。

恐懼與庇護

　　以下這個水晶療法，是藉由提供庇護能量場和安全感來協助克服恐懼。心輪位置的綠色水晶可以提醒人們，「愛」是一切庇護的終極來源，是一種比仇恨或恐懼更強大的能量。

1. 將一顆綠色碧璽或其他綠色水晶放在心輪上。

2. 在全身四周放置四顆、六或八顆黑碧璽或其他黑色水晶或石頭（但效果最好的是黑碧璽）。其中一顆放在頭頂上方，另一顆放在腳底下方居中，其餘平均放在身體兩側。用一顆單尖白水晶，將所有黑色水晶的能量連結起來，讓它們在身體四周形成一個完整的能量保護場。

3. 在脊椎底部放一顆紅色石榴石、紅色虎眼石、紅色赤鐵礦、其他紅色水晶或石頭。雙手也各握一顆紅色水晶或石頭。

4. 在臍輪位置、大約肚臍下方八公分處，放一顆橘色瑪瑙或其他亮橘色水晶。

5. 在胃輪位置放一顆黃晶或其他亮黃色水晶，另一顆放在肚臍眼上。

6. 將注意力集中在脊柱底部的紅色水晶。想像它的能量向上流進身體裡面，帶來力量和安全感。持續做這個觀想，想像整個身體被紅光填滿。

7. 觀想讓你感到恐懼的某件事。想像這個恐懼慢慢向你靠近，然後遇到外面那層黑色能量保護場，然後被強行彈開。在心靈之眼中將這個畫面鎖住，深深吸一口氣，然後用力將這個畫面吹出去。想像一下你吐出的氣將恐懼全部帶走了。持續這個觀想至少三分鐘，或是繼續觀想，直到恐懼消除。如果要消除更強烈的恐懼，可以設定持續三十天都做這個練習。

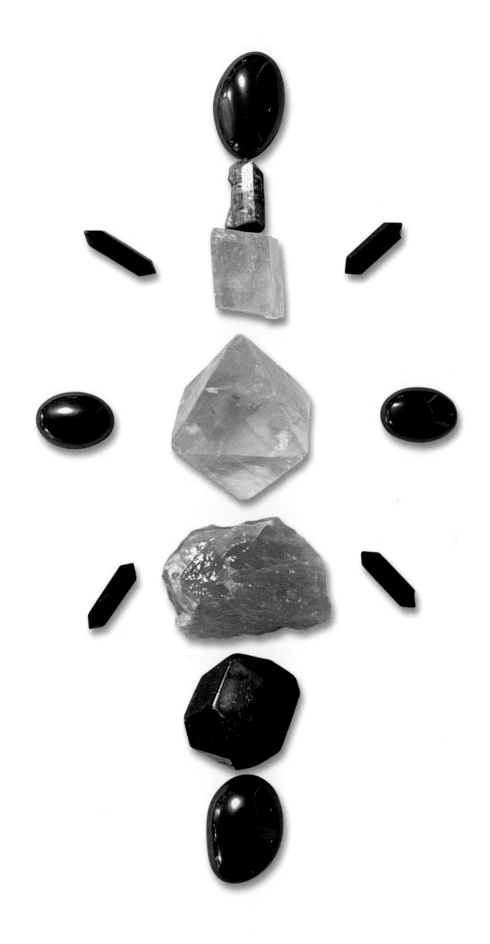

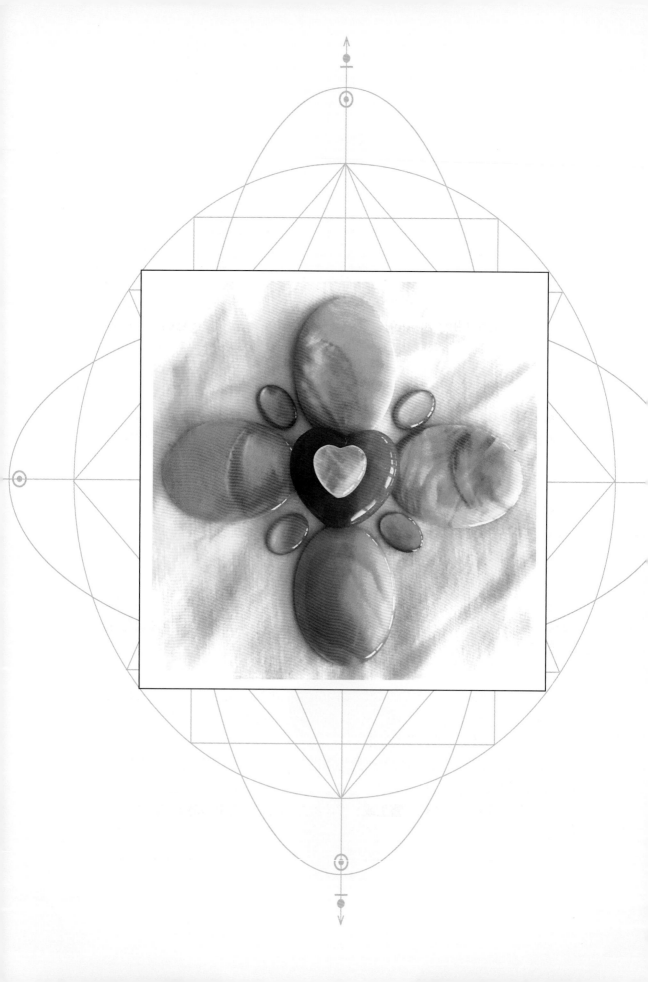

自殺和自我傷害

想要傷害自己或是結束自己的生命，其實是一種機制作用，代表已經無法再忍受內心的痛苦。割腕、厭食、貪食與其他形式的自我傷害，原因可能非常複雜，但通常源自早期童年所受的傷害、自我怨恨、極度焦慮。不管原因是什麼，自我傷害大多是為了要阻止內心的痛苦，但又似乎找不到其他方法，最後只能這樣做。重要的是要了解，焦慮和內在痛苦的產生未必是基於事實。它們可能只是基於一個人對事情的「感覺認知」，而我們並無法單單靠著否認事實的存在，就改變那個感覺認知。如何讓一個人不自我傷害，解決方法之一，就是要學習用其他方式來處理問題。

藉由將心思焦點放在「自我的本質」，你就能夠有效處理自殺念頭。你可以問一個想要自殺的人這個問題：「你想要殺掉的這個自己究竟是誰呢？你能描述一下這個自己嗎？你能把它描繪出來嗎？」這個問題非常有力。它不僅能使此人的注意力轉向，還能讓他們意識到，因為沒辦法真的找到、或描述出這個自我，所以他們根本無法真的殺掉它。這也能讓他們了解到，他們真正想做的事情其實是終結那個痛苦感。因此，嘗試減輕一個人的內在痛苦和／或焦慮（或是使其止息），就是這個療癒工作的重點。

一旦你將注意力從想要自我傷害轉移到想要減輕內心痛苦、或減少難以承受的焦慮，你就可以用你的水晶和石頭來處理這個問題了。從本書內容中，你可以找到許多方法來平息和療癒焦慮及其他形式的情緒痛苦，這些問題通常都跟心理與身體症狀相互交織在一起。有時，光是知道有人真正關心在乎，療癒就開始了。

注意：如果有人跟你提到想自殺，請仔細查明他們是否真的已經做了計畫並打算執行。如果是，請務必撥打一一九或自殺防治安心專線1925。事實上，身為一名治療師，你絕對有義務做這件事。

就算你擔心自己可能反應過度、擔心傷害對方的感情、或是害怕自己判斷錯誤，你也必須這樣做。那些擔心都是小事，因為保住一個人的生命更重要。你也應該讓這個人的家人和精神科醫生或心理治療師知道。你必須時時刻刻嚴肅看待這件事。

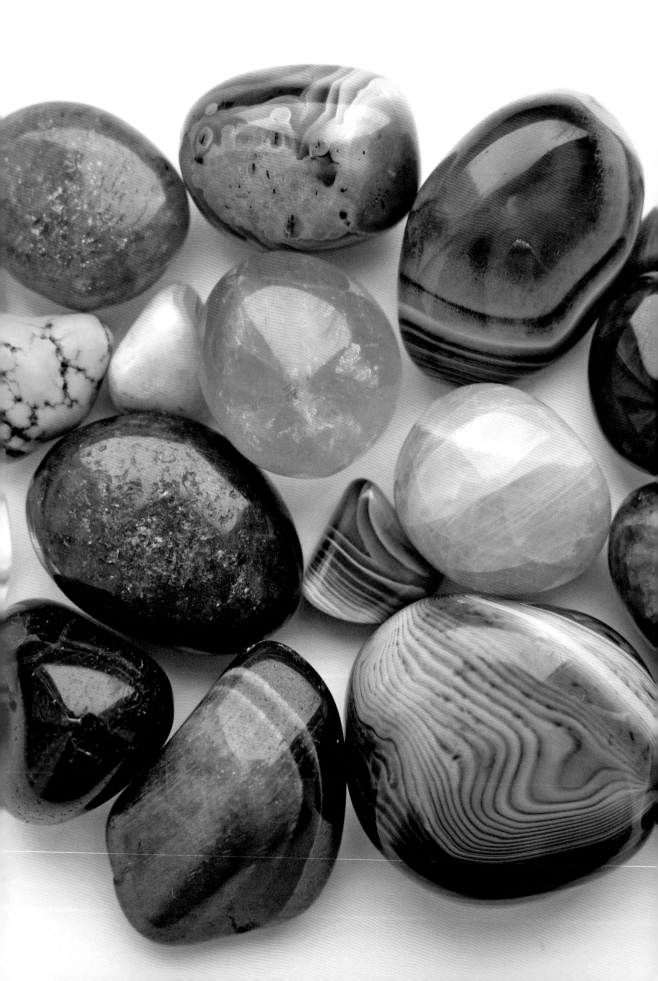

Chapter 11
成為水晶療癒好手

　　如果你練習這本書裡提到的各種療癒技術，提升你對更高層次意識的覺知，對精微能量的感知力變得敏銳，也學會與你的水晶諧頻共振、聆聽它說話，最終，你一定會成為一名大師級水晶療癒好手。

　　在此過程，你還會發展出超越物理感官與正常直覺的其他能力。你可能會發現自己變成擁有靈視力、天耳通、通靈能力（能夠感應和接收其他層界存有的訊息）。你也許還能在對方沒有對你說出的情況下，讀出對方的想法和感受。你會有能力辨識其他人在哪些地方正在經歷心理、情緒與身體上的痛苦，以及這些痛苦是以什麼方式在他們身上表現。當你變得更敏銳，你能夠感受物體、人們以及整個環境發出的振動頻率——即使距離遙遠、或僅憑一張照片，你的感受也清清楚楚。你可能變得有能力看見過去或未來。你的夢可能會變得非常清晰，甚至和你的日常生活一樣真實。你對本我的體會，可能會遠遠超出你的思想、情緒、或有形身體之限制。你可能會遇見一個「本我」，他無形無色亦無邊無盡，甚至不受死亡之影響改變。

　　當這些能力或意識狀態開始出現，你或許容易迷失其中，以為那些狀態讓你變得比別人更重要也更特別。因此，有一件事務必謹記在心：這些能力對你來說，只不過是這條道路上的指示路標而已，它只是一種訊號，讓你知道你正走在這條路上，即將成為一名優秀的水晶治療師。如果你因此開始認為自己比別人優秀，那麼你就走錯方向了，而且你在意的是那個有限的小我，而非無限的本我。你愈在意那個有限的小我，你的療癒能力就愈有可能變得枯竭，甚至完全消失。

在成為水晶療癒好手的旅程中，最美妙的一件事情莫過於，你終於能夠活出全然安心滿足與喜悅自在的人生。你的心能夠容納無窮無盡的愛。你不僅能與別人分享你的療癒能力，而且在這個分享的過程中，你同時也領受了那廣大無可丈量、無邊亦無盡的愛與慈悲之臨在。

願你在你的水晶療癒旅程中一切順利平安。
願它帶給你安心滿足與無上寧靜。
願你以一名真正的水晶療癒師之身分獲得成功與成就。
願時光歲月賜給你智慧，願你與廣大覺識之極樂美好圓滿合一。

OM SHANTI
願你平靜喜樂

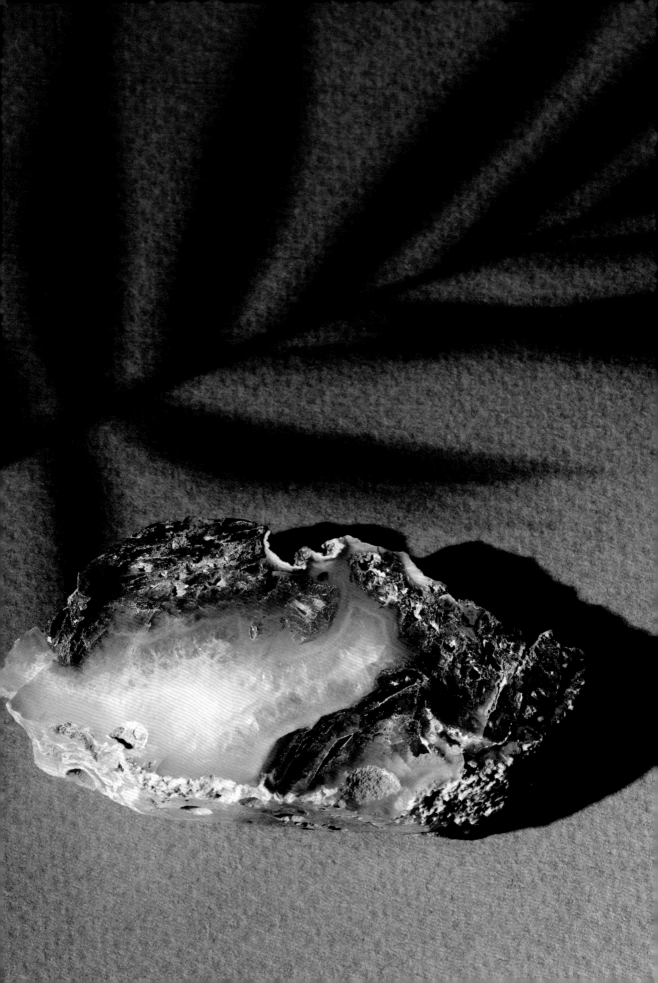

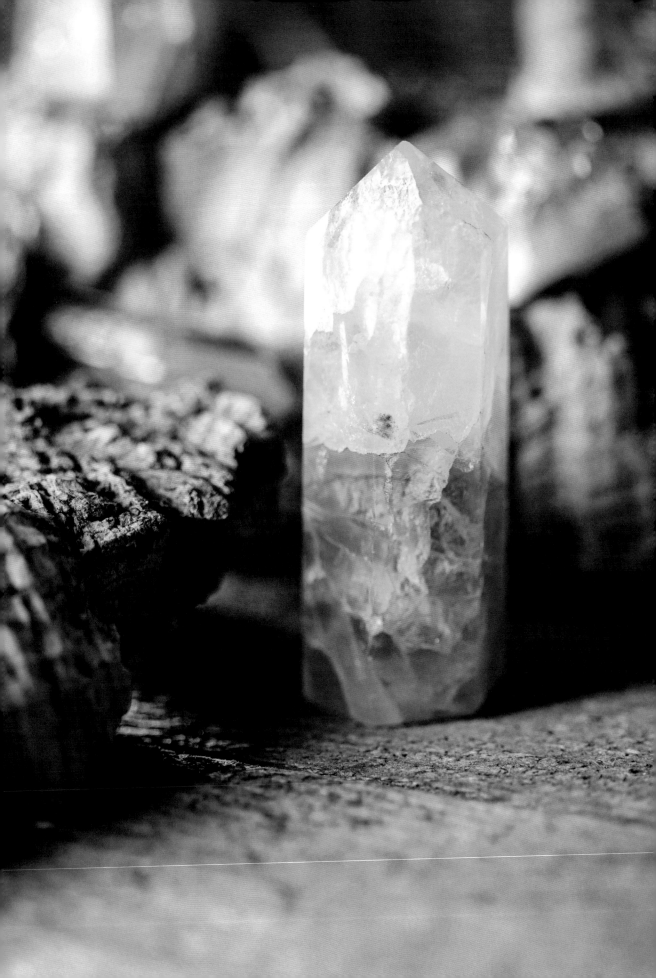

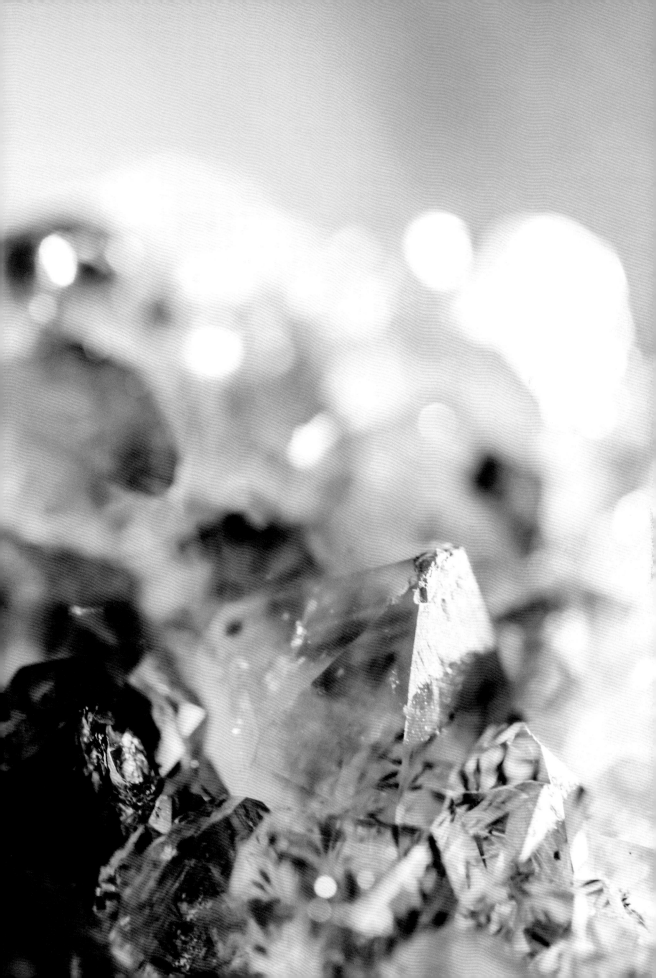

國家圖書館出版品預行編目(CIP)資料

能量水晶療癒寶典：體驗人體水晶陣的驚人效果,釋放負能量、重新
校正脈輪,恢復身心健康／烏瑪.希爾比(Uma Silbey)著；黃春華翻譯.
-- 初版. -- 新北市：大樹林出版社。2022.12
　　面；　公分. --（療癒之光；6）
譯自：The power of crystal healing : a complete guide to stone
and energy work.
ISBN 978-626-96312-7-8（精裝）

1.CST：另類療法 2.CST：水晶 3.CST：寶石 4.CST：能量

418.99　　　　　　　　　　　　　　　　111016389

療癒之光06

能量水晶療癒寶典
體驗人體水晶陣的驚人效果，釋放負能量、重新校正脈輪，恢復身心健康

The Power of Crystal Healing: A Complete Guide to Stone and Energy Work

作　　者／烏瑪‧希爾比（Uma Silbey）
翻　　譯／黃春華
總 編 輯／彭文富
主　　編／黃懿慧
內文排版／菩薩蠻數位文化有限公司
封面設計／ANCY PI
校　　對／楊心怡、李麗雯、邱月亭、賴妤榛
出 版 者／大樹林出版社
營業地址／23357 新北市中和區中山路 2 段 530 號 6 樓之 1
通訊地址／23586 新北市中和區中正路 872 號 6 樓之 2
電　　話／(02) 2222-7270　　傳　　真／(02) 2222-1270
官　　網／www.gwclass.com
E-mail／notime.chung@msa.hinet.net
Facebook／www.facebook.com/bigtreebook
發 行 人／彭文富
劃撥帳號／18746459　戶名／大樹林出版社
總 經 銷／知遠文化事業有限公司
地　　址／新北市深坑區北深路 3 段 155 巷 25 號 5 樓
電　　話／02-2664-8800　　傳　　真／02-2664-8801
初　　版／2022年12月

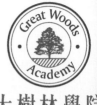

大樹林學院
www.gwclass.com

最新課程 New!
公布於以下官方網站

大樹林學苑—微信

課程與商品諮詢

大樹林學院 — LINE

回 函 抽 獎

掃描 Qrcode，填妥線上回函完整資料，即有機會抽中大獎——「**天然水晶原礦**」乙顆（市價 500 元）。

★ 中獎名額：共 3 名。

★ 活動日期：即日起〜2023 年 02 月 28 日。

★ 公布日期：2023 年 03 月 02 日會以 EMAIL 通知中獎者。

★ 中獎者需於 7 日內用 EMAIL 回覆您的購書憑證照片（訂單截圖或發票）方能獲得獎品。若超過時間，視同放棄。

★ 一人可抽獎一次。本活動限台灣本島及澎湖、金門、馬祖。

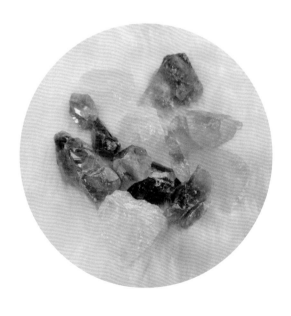

贈品介紹

天然水晶原礦
種類：粉晶、紫水晶、白水晶（隨機贈送）

重量：16〜32g（大顆送一顆、小顆送兩顆）

使用方法：外用

許願水晶連結指南

3款必備水晶與5個練習,快速提升感應力,讓你願望成真!

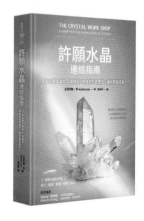

作者:艾潔利雅·李

激發你對水晶的直覺感應力,

喚醒水晶的豐富能量,體驗不可思議的改變。

讓水晶成為你人生的指引與美妙的祝福。

顯化心願的寶石魔法

康寧罕大師用水晶、礦石、金屬的魔法力量讓你達到目標,
體驗美好的轉變

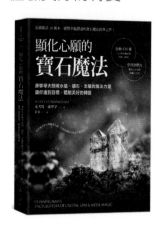

作者:史考特 康寧罕

向宇宙許願的下一步,就是用寶石魔法「顯化心願」!

當你運用水晶、礦石、金屬的魔法力量,

大地會讓你得到真正需要的一切。